Akiladevi Durairaj
Ramya Prathap
Karthikeyan Elumalai

TRATAMENTO DA INFECÇÃO POR HERPES SIMPLEX

TRATAMENTO DA INFECÇÃO POR HERPES SIMPLEX

Akiladevi Durairaj
Ramya Prathap
Karthikeyan Elumalai

TRATAMENTO DA INFECÇÃO POR HERPES SIMPLEX

ScienciaScripts

Imprint

Any brand names and product names mentioned in this book are subject to trademark, brand or patent protection and are trademarks or registered trademarks of their respective holders. The use of brand names, product names, common names, trade names, product descriptions etc. even without a particular marking in this work is in no way to be construed to mean that such names may be regarded as unrestricted in respect of trademark and brand protection legislation and could thus be used by anyone.

Cover image: www.ingimage.com

This book is a translation from the original published under ISBN 978-620-7-64752-1.

Publisher:
Sciencia Scripts
is a trademark of
Dodo Books Indian Ocean Ltd. and OmniScriptum S.R.L publishing group

120 High Road, East Finchley, London, N2 9ED, United Kingdom
Str. Armeneasca 28/1, office 1, Chisinau MD-2012, Republic of Moldova, Europe
Printed at: see last page
ISBN: 978-620-7-66139-8

TRATAMENTO DA INFECÇÃO POR HERPES SIMPLEX

ÍNDICE DE CONTEÚDO

INTRODUÇÃO

Herpes simples

O vírus do herpes simples (HSV) é uma infeção viral generalizada e persistente que afecta uma grande parte da população mundial. É um membro da família Herpes Viridae, que também inclui outros vírus do herpes humano, como o vírus da varicela-zoster (VZV), o vírus Epstein-Barr (EBV) e o citomegalovírus (CMV). O HSV existe em dois serotipos principais, o HSV-1 e o HSV-2. O HSV-1 está principalmente associado a infecções orais que causam herpes labial ou bolhas de febre à volta da boca e dos lábios. Em contrapartida, o HSV-2 causa principalmente infecções genitais que conduzem ao herpes genital. No entanto, ambos os serotipos podem infetar as áreas orais ou genitais.[1-3] O contacto direto com um indivíduo infetado ou com fluidos corporais pode transmitir um vírus altamente contagioso. Este propaga-se através de actividades como o beijo, o contacto sexual e até a partilha de objectos pessoais, como utensílios ou toalhas. Além disso, uma mulher grávida pode transmitir o VHS ao seu recém-nascido durante o parto, o que pode ter consequências graves para o bebé. O HSV estabelece uma latência vitalícia nos gânglios dos nervos sensoriais quando infeta uma pessoa. Durante esta fase latente, o vírus permanece adormecido e assintomático. No entanto, em determinadas circunstâncias, como um sistema imunitário enfraquecido ou factores desencadeantes específicos, o HSV pode reativar-se e causar episódios recorrentes de infeção sintomática.[6-8]

As infecções por HSV podem variar em termos de gravidade e apresentação clínica. Enquanto alguns indivíduos podem ter sintomas ligeiros ou nenhuns, outros podem ter surtos dolorosos e recorrentes de bolhas ou úlceras nas áreas afectadas. Estes episódios podem estar associados a sintomas sistémicos, como febre, mal-estar e gânglios linfáticos inchados. Para além do desconforto físico, a infeção por HSV pode ter implicações psicológicas e sociais significativas. O estigma que envolve o herpes genital, em particular, pode levar a sentimentos de vergonha, ansiedade e redução da qualidade de vida nos indivíduos afectados.[9-11]

Embora os medicamentos antivirais possam ser utilizados para controlar as infecções por HSV e reduzir a gravidade e a duração dos surtos, atualmente não existe cura para este vírus. Para reduzir a incidência e a transmissão do HSV, estão a ser desenvolvidos esforços para desenvolver medidas preventivas eficazes, incluindo vacinas, para reduzir a incidência e a transmissão do HSV.[12] Dada a sua elevada prevalência, o impacto na saúde e no bem-estar dos indivíduos e a necessidade de melhorar as estratégias de prevenção e tratamento, o estudo do VHS é de grande importância. Os investigadores pretendem compreender a virologia, a patogénese, a resposta imunitária do hospedeiro e as estratégias de controlo da latência e reativação virais. Este conhecimento é crucial para desenvolver melhores intervenções terapêuticas, reduzir as taxas de transmissão e melhorar a vida dos indivíduos afectados por infecções por HSV.[13]

1.2. O contexto e a importância do estudo do VHS.

Prevalência e impacto global: As infecções por HSV são altamente prevalentes em todo o mundo, estimando-se que milhares de milhões de pessoas estejam infectadas. A Organização Mundial de Saúde (OMS) refere que cerca de 3,7 mil milhões de pessoas com menos de 50 anos têm infeção por HSV-1 a nível mundial, enquanto 417 milhões de pessoas com idades compreendidas entre os 15 e os 49 anos têm infeção por HSV-2. Estas infecções podem ter um impacto substancial no bem-estar físico, emocional e psicológico dos indivíduos, conduzindo a lesões dolorosas recorrentes, estigma social e efeitos negativos nas relações sexuais.[14] As infecções por HSV representam um encargo significativo para os sistemas de saúde e para a saúde pública. Transmissão e contagiosidade: O VHS é transmitido principalmente através do contacto direto com indivíduos infectados ou com os seus fluidos corporais. O vírus pode ser transmitido através do contacto oral, genital ou anal, bem como através da transmissão vertical de mãe para filho durante o parto. Compreender os modos de transmissão e a natureza contagiosa do HSV é crucial para desenvolver medidas preventivas eficazes e reduzir a propagação do vírus. Manifestações da doença: As infecções por HSV podem causar uma vasta gama de manifestações clínicas. Enquanto alguns indivíduos podem permanecer assintomáticos ou ter sintomas ligeiros, outros apresentam surtos recorrentes de lesões orais ou genitais dolorosas. Estes surtos podem estar associados a um desconforto considerável, à redução da qualidade de vida e ao aumento do risco de infecções secundárias. Além disso, as infecções por HSV podem ter consequências graves em determinadas populações, como os recém-nascidos, que podem desenvolver infecções potencialmente fatais se forem expostos durante o parto.[16] A investigação dos factores que influenciam a gravidade da doença e as complicações é vital para melhorar a gestão dos doentes e desenvolver intervenções específicas. Infeção crónica e latência: Após a infeção inicial, o HSV estabelece uma latência vitalícia nos gânglios sensoriais, o que torna difícil a eliminação completa do vírus do organismo. Periodicamente, o vírus reactiva-se, levando a episódios recorrentes de sintomas. Os factores que influenciam a latência e a reativação do HSV não são totalmente compreendidos. É essencial desvendar os mecanismos subjacentes à latência e à reativação do vírus para desenvolver estratégias de controlo ou supressão da reativação do vírus e reduzir a frequência e a gravidade dos surtos recorrentes.[17]
Estratégias de tratamento e prevenção: Embora existam medicamentos antivirais para tratar as infecções por HSV e aliviar os sintomas, atualmente não existe cura para o vírus. O desenvolvimento de tratamentos mais eficazes, incluindo novos agentes antivirais e imunoterapias, é uma área de investigação crucial. Além disso, estão em curso esforços para prevenir a infeção pelo VHS através da educação, de intervenções comportamentais e do desenvolvimento de vacinas. Várias vacinas candidatas mostraram-se promissoras em ensaios clínicos e a investigação em curso visa melhorar ainda mais a sua eficácia e acessibilidade. Em resumo, o estudo do VHS é de grande importância devido à sua prevalência global, ao impacto na saúde e no bem-estar dos indivíduos, aos modos de transmissão, às diversas manifestações clínicas, à cronicidade e à necessidade de melhorar as estratégias de tratamento e prevenção. Compreender as interacções vírus-hospedeiro, a patogénese e as respostas imunitárias associadas à infeção por HSV é essencial para desenvolver

intervenções eficazes e reduzir o peso desta infeção viral comum.[18-22]

1.3. Estrutura e organização genómica do HSV

O vírus do herpes simplex (HSV) é um vírus de ADN de cadeia dupla que causa infecções em seres humanos e animais. Tem uma forma icosaédrica caraterística e está rodeado por um invólucro lipídico. Quando o vírus infecta uma pessoa, entra através de pequenas fissuras na pele ou nas membranas mucosas e infecta as células nervosas locais. O vírus viaja então ao longo dos nervos até aos gânglios sensoriais, onde estabelece latência. A latência é um estado em que o vírus permanece adormecido dentro das células nervosas, mas pode reativar-se mais tarde e causar surtos recorrentes.

Aqui está um diagrama que mostra a estrutura básica do HSV:

Estrutura do HSV

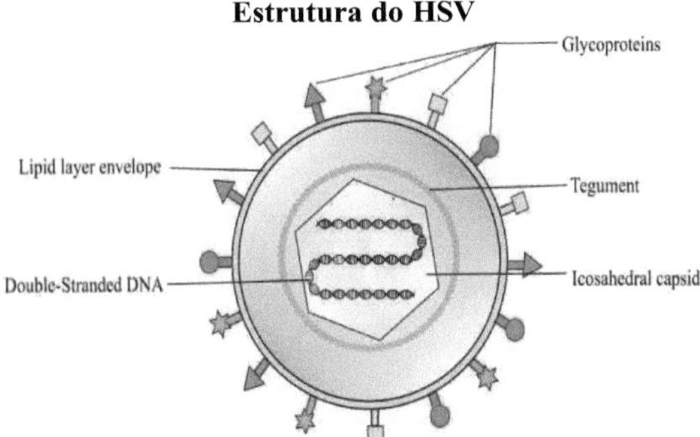

Neste diagrama, o capsídeo é o invólucro proteico que contém o ADN viral, o tegumento é uma camada de proteínas que rodeia o capsídeo e o envelope é uma membrana lipídica que rodeia o tegumento e ajuda o vírus a entrar nas células hospedeiras.

A fisiopatologia das infecções pelo vírus do herpes simplex envolve as seguintes etapas:
1. Entrada na célula hospedeira: O vírus utiliza glicoproteínas na sua superfície para se ligar a receptores específicos na superfície da célula hospedeira, permitindo-lhe entrar na célula.
2. Replicação do vírus: Uma vez dentro da célula hospedeira, o vírus replica-se utilizando a maquinaria celular do hospedeiro. Este processo pode levar à morte da célula hospedeira, o que pode causar danos nos tecidos e a libertação de novas partículas de vírus na área circundante.
3. Propagação do vírus: As partículas de vírus recentemente libertadas podem infetar outras células e tecidos, levando à propagação da infeção.
4. Latência: Após a infeção inicial, o vírus pode permanecer adormecido nas células nervosas durante longos períodos de tempo, causando surtos recorrentes.
5. Reativação: O vírus pode reativar-se da latência e causar surtos recorrentes de infecções por herpes. Isto pode ser desencadeado por factores como o stress, doença ou exposição à luz UV.

Ceratite por vírus do herpes simplex (HSV) (HSK).

O vírus do herpes simples (HSV) é um vírus altamente contagioso que causa uma série de sintomas nos seres humanos. Os dois principais tipos de vírus do herpes simplex são o HSV-1 e o HSV-2, que podem causar infecções em várias partes do corpo

Nos cuidados primários, a ceratite por vírus do herpes simplex (HSV) continua a ser uma preocupação significativa em termos de cuidados de saúde. A cegueira infecciosa é a principal causa de cegueira em todo o mundo devido à ceratite causada pelo vírus do herpes simplex (HSV).

A HSK é causada por uma infeção da córnea pelo vírus Herpes Simplex. A nível mundial, 1,5 milhões de pessoas sofrem de queratite herpética todos os anos, o que pode resultar em problemas de visão significativos devido à formação de cicatrizes e à opacificação da córnea.

Entre todos os agentes patogénicos causadores de infecções oculares, o HSV-1 é de longe o mais comum. O HSV-1 também pode causar herpes orolabial. Quando se toca numa lesão ativa e depois no olho, o vírus pode ser transmitido para esse olho. [21-25] A seroprevalência do HSV-1 foi detectada em cerca de 53,9% das pessoas com idades compreendidas entre os 14 e os 49 anos e em 90% dos adultos com 50 anos ou mais, no National Health and Nutrition Evaluation.

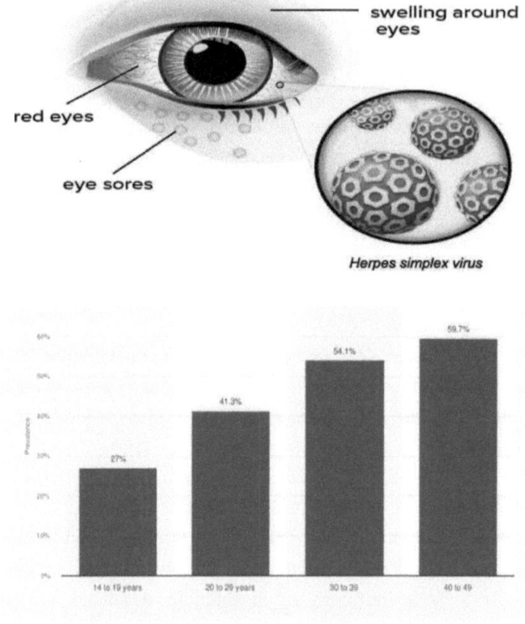

Prevalência do vírus do herpes simplex

Tratamento das infecções pelo vírus do herpes simplex (VHS)

O tratamento das infecções pelo vírus do herpes simplex (VHS) envolve uma combinação de medicamentos antivirais, medidas de autocuidado e modificações no estilo de vida.

1. Medicamentos antivirais: Os medicamentos antivirais, como o aciclovir, o Val aciclovir e o famciclovir, são eficazes na redução da gravidade e da duração dos surtos de herpes. Estes medicamentos podem ser tomados por via oral ou aplicados topicamente e também podem ser utilizados para reduzir a frequência dos surtos.[22-26]
2. Medidas de autocuidado: As medidas de autocuidado, como manter a área afetada limpa e seca, evitar o contacto próximo com outras pessoas durante os surtos e utilizar analgésicos para aliviar os sintomas, podem ajudar a gerir os sintomas das infecções por herpes.
3. Modificações do estilo de vida: As modificações do estilo de vida, como reduzir o stress, dormir o suficiente e evitar estímulos que possam reativar o vírus, podem ajudar a prevenir surtos recorrentes.
4. Terapia supressiva: Para pessoas com surtos frequentes, pode ser tomada uma dose diária de medicação antiviral para suprimir o vírus e reduzir a frequência dos surtos.
5. Vacinas: Embora não exista atualmente nenhuma vacina disponível para o HSV, estão em curso investigações para desenvolver uma vacina que possa prevenir as infecções por herpes.[27-32]

Apresentação clínica e diagnóstico do HSV:

Apresentação clínica da infeção ocular por HSV (Vírus Herpes Simplex):

O HSV pode causar vários tipos de infecções oculares, incluindo queratite epitelial, queratite do estroma, queratite endotelial e uveíte herpética. A apresentação clínica pode variar consoante o tipo específico e a gravidade da infeção.[33-37] Seguem-se algumas características comuns:

1. Ceratite epitelial:

• Dor, vermelhidão e desconforto no olho afetado.
• Sensação de corpo estranho ou sensação de areia.
• Fotofobia (sensibilidade à luz).
• Lágrimas e olhos lacrimejantes.
• Visão turva.
• Úlceras superficiais da córnea ou lesões dendríticas (padrão em forma de ramo) na córnea.

2. Ceratite estromal:

• Inflamação profunda e opacidade no estroma da córnea.
• Dor intensa e vermelhidão no olho afetado.
• Diminuição da acuidade visual.
• Fotofobia e lacrimejamento.
• Neovascularização da córnea (crescimento anormal de vasos sanguíneos) e cicatrizes.

3. Ceratite endotelial:

• Inflamação do endotélio da córnea (camada mais interna da córnea).
• Diminuição da acuidade visual.
• Dor e vermelhidão ligeiras a moderadas.
• Edema da córnea (inchaço) e pregas de Descemet (rugas na membrana de Descemet).

4. Uveíte herpética:

• Inflamação da úvea (camada média do olho).
• Dor ocular grave.
• Visão turva e moscas volantes.
• Fotofobia e vermelhidão.
• Pressão intraocular elevada (hipertensão ocular).
• Possíveis complicações como atrofia da íris ou glaucoma secundário.

Diagnóstico da infeção ocular por HSV:

O diagnóstico da infeção ocular por HSV envolve uma combinação de avaliação clínica e testes de diagnóstico específicos. Estes podem incluir:

1. Exame com lâmpada de fenda:

• É utilizado um microscópio especializado chamado lâmpada de fenda para examinar o segmento anterior do olho, incluindo a córnea, a íris e a conjuntiva.

• Ajuda a identificar sinais característicos, como úlceras da córnea, lesões dendríticas ou inflamação do estroma.

2. Coloração com Fluoresceína:

• É aplicado um corante de fluoresceína no olho e a córnea é examinada com luz azul.
• Ajuda a visualizar defeitos da córnea, úlceras ou padrões de coloração anormais.

3. Cultura viral ou Reação em cadeia da polimerase (PCR):

• São recolhidas amostras do olho afetado, tais como esfregaços da córnea ou humor aquoso.

• Estas amostras são enviadas para um laboratório para cultura viral ou teste PCR para identificar a presença de HSV.

4. Testes serológicos:

• As análises ao sangue podem detetar a presença de anticorpos contra o HSV, indicando uma infeção anterior ou atual.

É importante notar que o diagnóstico e o tratamento da infeção ocular por HSV devem ser efectuados por um oftalmologista ou especialista em cuidados oculares. O diagnóstico e o tratamento imediatos são essenciais para evitar complicações e preservar a visão.

Impacto emocional e psicológico do HSV:

O impacto emocional e psicológico do HSV (vírus do herpes simples) pode ser significativo para as pessoas a quem foi diagnosticada a infeção. Seguem-se alguns aspectos comuns do impacto emocional e psicológico do VHS:

1. Estigma e vergonha: O estigma que envolve as infecções por herpes pode levar a sentimentos de vergonha, embaraço e auto-culpa. As concepções erradas e os juízos da sociedade sobre o herpes podem contribuir para emoções negativas e afetar a autoestima.

2. Ansiedade e medo: O diagnóstico de HSV pode desencadear ansiedade e medo em relação a futuros surtos, à transmissão a outras pessoas e ao potencial para relações íntimas ou encontros sexuais. O medo de rejeição ou julgamento por parte de potenciais parceiros pode ser angustiante.[38-40]

3. Depressão e sofrimento emocional: Viver com uma infeção viral crónica como o HSV pode levar a sentimentos de tristeza, desespero ou depressão. O sofrimento emocional pode resultar do impacto dos surtos recorrentes, da perceção da perda de controlo sobre o próprio corpo e da gestão contínua da infeção.

4. Desafios nos relacionamentos: O diagnóstico de HSV pode apresentar desafios na formação e manutenção de relações íntimas. O medo de revelar o diagnóstico, a preocupação com a transmissão do vírus aos parceiros e as dificuldades de comunicação podem afetar as relações e ter impacto na intimidade sexual e emocional.[41]
5. Problemas de imagem corporal: Os sintomas visíveis do VHS, como o herpes labial ou as lesões genitais, podem afetar a imagem corporal e a autoconfiança. Os indivíduos podem sentir-se auto-conscientes ou inseguros em relação à sua aparência, levando a percepções negativas da imagem corporal.

6. Lidar com a revelação: Decidir quando e como revelar o diagnóstico de HSV aos parceiros, familiares e amigos pode ser uma fonte de ansiedade e stress. A preocupação

com as reacções potenciais, a rejeição ou o julgamento dos outros pode criar um tumulto emocional.

7. Impacto na saúde e no funcionamento sexual: O VHS pode afetar a saúde e o funcionamento sexual, levando a alterações no desejo sexual, a evitar actividades sexuais ou a ansiedade de desempenho. Estas preocupações podem contribuir ainda mais para o sofrimento psicológico.

8. Necessidades de apoio e aconselhamento: As pessoas diagnosticadas com HSV podem beneficiar de apoio emocional, aconselhamento ou aderir a grupos de apoio onde podem partilhar experiências, adquirir conhecimentos e encontrar encorajamento junto de outras pessoas que enfrentam desafios semelhantes.[42]

É importante lembrar que o impacto emocional e psicológico do HSV pode variar de pessoa para pessoa. Procurar o apoio de profissionais de saúde, psicólogos ou grupos de apoio pode ser útil para lidar com os aspectos emocionais e desenvolver estratégias de sobrevivência. A educação sobre o HSV, as práticas de autocuidado e a comunicação aberta com os parceiros também podem desempenhar um papel crucial na gestão do impacto emocional da infeção.

Saúde e bem-estar a longo prazo:

Manter a saúde e o bem-estar a longo prazo é essencial para que os indivíduos com HSV (vírus do herpes simples) possam gerir a doença de forma eficaz e minimizar o impacto no seu bem-estar geral. Eis alguns aspectos fundamentais a considerar:

1. Controlo médico: Seguir o plano de tratamento médico prescrito por um profissional de saúde. Este pode incluir medicamentos antivirais para gerir e prevenir surtos. A adesão ao regime de medicação conforme indicado é crucial para controlar a infeção.

2. Check-ups médicos regulares: Marque check-ups regulares com um profissional de saúde para monitorizar a evolução da infeção, avaliar a eficácia do tratamento e abordar quaisquer preocupações ou questões que possa ter.

3. Gestão do stress: O stress pode desencadear surtos de HSV em alguns indivíduos. A prática de técnicas de gestão do stress, como o exercício regular, exercícios de respiração profunda, meditação, ioga ou a prática de passatempos e actividades que promovam o relaxamento, pode ajudar a reduzir os níveis de stress.

4. Estilo de vida saudável: A adoção de um estilo de vida saudável pode apoiar o bem-estar geral e reforçar o sistema imunitário, que desempenha um papel crucial na gestão do HSV. Isto inclui ter uma dieta equilibrada, manter-se fisicamente ativo, dormir o suficiente e evitar o tabaco, o consumo excessivo de álcool e as drogas ilícitas.

5. Apoio ao sistema imunitário: A manutenção de um sistema imunitário forte é importante para gerir o HSV. As estratégias para apoiar a saúde imunitária incluem comer alimentos ricos em nutrientes, manter-se hidratado, gerir condições de saúde crónicas, evitar substâncias imunossupressoras e considerar suplementos ou vitaminas que apoiem a função imunitária (consulte um profissional de saúde antes de iniciar qualquer

suplemento).

6. Práticas sexuais seguras: A prática de comportamentos sexuais seguros é essencial para evitar a transmissão do HSV aos parceiros ou a aquisição de estirpes adicionais do vírus. A utilização de métodos de barreira (como preservativos ou diques dentários) de forma consistente e correcta e a discussão do diagnóstico com os parceiros sexuais para uma tomada de decisão informada são aspectos importantes das práticas sexuais seguras.

7. Bem-estar emocional: Gerir o impacto emocional do HSV é crucial para a saúde e o bem-estar a longo prazo. Procure o apoio emocional de amigos, familiares, grupos de apoio ou profissionais de saúde mental para lidar com quaisquer emoções negativas, estigma ou sofrimento psicológico associado ao diagnóstico.

8. Educação e Autocuidado: Informe-se sobre o HSV, incluindo a transmissão, os factores desencadeantes e a gestão dos surtos. Implemente práticas de autocuidado, como manter uma boa higiene, manter as áreas afectadas limpas e secas e evitar factores desencadeantes conhecidos (por exemplo, exposição excessiva ao sol, stress ou certos alimentos) que podem contribuir para os surtos.

Lembre-se de que a experiência de cada pessoa com o HSV pode variar, e é importante trabalhar com profissionais de saúde para elaborar um plano que se adapte às suas necessidades individuais. Uma comunicação aberta, práticas de autocuidado e uma abordagem proactiva para gerir a infeção podem ajudar a promover a saúde a longo prazo e o bem-estar geral.

Intimidade, gravidez e paternidade:

A intimidade, a gravidez e a paternidade podem apresentar considerações únicas para as pessoas com HSV (vírus do herpes simples). Eis alguns pontos importantes a ter em conta:

1. Divulgação e comunicação: A comunicação aberta e honesta com os parceiros sexuais é crucial. Recomenda-se que revele o seu estado de HSV a potenciais parceiros antes de se envolver em actividades sexuais. Isto permite a tomada de decisões informadas e a oportunidade de discutir estratégias de redução de riscos.

2. Práticas sexuais seguras: A utilização consistente e correcta de métodos de barreira, como o preservativo ou a barreira dentária, pode reduzir o risco de transmissão do HSV a um parceiro. No entanto, é importante notar que estes métodos podem não fornecer uma proteção completa, uma vez que o vírus pode sair de áreas não cobertas pela barreira.

3. Planeamento da gravidez: Se está a planear engravidar, é aconselhável consultar um profissional de saúde. Este pode fornecer orientações sobre o controlo do HSV durante a gravidez e discutir quaisquer riscos ou precauções potenciais. Poderão ser prescritos medicamentos antivirais para reduzir o risco de disseminação do vírus e de surtos durante a gravidez.

4. Gravidez e HSV: É possível que o HSV seja transmitido ao bebé durante o parto, se existirem lesões activas ou excreção viral. No entanto, o risco pode ser significativamente

reduzido através de uma gestão cuidadosa e de precauções adequadas. Os profissionais de saúde podem recomendar medicação antiviral durante as últimas fases da gravidez e, em certos casos, podem ser considerados métodos de parto como a cesariana.

5. Considerações pós-parto: Se tem HSV genital, é importante estar atenta e tomar precauções para evitar a transmissão ao recém-nascido durante o período pós-parto. Isto inclui a prática de uma boa higiene das mãos, evitar o contacto direto entre o bebé e as lesões activas e procurar assistência médica imediata se surgirem quaisquer sinais ou sintomas de infeção no bebé.

6. Parentalidade: Ter HSV não impede as pessoas de se tornarem pais ou de cuidarem dos seus filhos. No entanto, é importante ter em atenção a prática de uma boa higiene, especialmente durante surtos activos, para minimizar o risco de transmissão às crianças ou a outros membros da família.

7. Apoio emocional: Os aspectos emocionais de viver com o HSV, incluindo preocupações relacionadas com a intimidade, a gravidez e a paternidade, podem ser um desafio. Procure o apoio de profissionais de saúde, grupos de apoio ou profissionais de saúde mental para resolver quaisquer preocupações, reduzir a ansiedade e gerir o impacto emocional da infeção.

Lembre-se de que a situação de cada indivíduo é única e é importante consultar profissionais de saúde que possam fornecer orientação e apoio personalizados ao longo da jornada de intimidade, gravidez e paternidade. Com as devidas precauções e uma comunicação aberta, os indivíduos com HSV podem ter relações gratificantes e criar famílias amorosas e solidárias.

Prosperar com o HSV:

É possível prosperar com o HSV (Vírus Herpes Simplex) com uma abordagem proactiva e positiva. Aqui estão algumas estratégias para o ajudar a prosperar enquanto gere a doença:

1. Educação e compreensão: Aprenda o mais possível sobre o HSV para compreender o vírus, a sua transmissão e estratégias de gestão eficazes. As fontes de informação fiáveis incluem profissionais de saúde, sítios da Internet com boa reputação e grupos de apoio. O conhecimento permite-lhe tomar decisões informadas e reduz a ansiedade.

2. Autocuidado: Dê prioridade ao seu bem-estar físico e emocional. Mantenha um estilo de vida saudável através de uma alimentação equilibrada, exercício físico regular, sono suficiente e gestão do stress. Participe em actividades de que goste, pratique técnicas de relaxamento e procure apoio emocional quando necessário. Cuidar de si de forma holística pode ter um impacto positivo no seu bem-estar geral.

3. Seguir as recomendações médicas: Trabalhe em estreita colaboração com o seu prestador de cuidados de saúde para desenvolver um plano de gestão eficaz. Siga as suas recomendações relativamente a medicamentos antivirais, gestão de surtos e medidas preventivas. Comunique regularmente com o seu prestador de cuidados de saúde sobre

quaisquer alterações ou preocupações que possa ter.

4. Comunicação aberta: Estabeleça uma comunicação aberta e honesta com os seus parceiros sexuais. Discuta o seu estado de HSV e informe-os sobre a doença. Encoraje-os a fazer perguntas e a expressar as suas preocupações. Uma comunicação clara promove a confiança, a compreensão e a capacidade de tomar decisões informadas em conjunto.

5. Prevenção e redução de riscos: Praticar comportamentos sexuais seguros para reduzir o risco de transmissão aos seus parceiros. Utilizar de forma consistente e correcta métodos de barreira, tais como preservativos ou diques dentários, durante a atividade sexual. Evitar o contacto sexual durante surtos activos ou quando os sintomas estão presentes.

6. Rede de apoio: Procure o apoio de amigos, familiares ou grupos de apoio específicos para pessoas que vivem com HSV. O contacto com outras pessoas que partilham experiências semelhantes pode proporcionar apoio emocional, um sentido de comunidade e conhecimentos valiosos. Partilhar o seu percurso com pessoas de confiança pode ajudar a aliviar quaisquer sentimentos de isolamento ou estigma.

7. Mentalidade positiva: Cultive uma mentalidade positiva e concentre-se nos seus pontos fortes e capacidades em vez de se definir apenas pelo seu diagnóstico de HSV. Abrace a auto-aceitação, o amor-próprio e uma autoimagem saudável. Rodeie-se de influências positivas e participe em actividades que lhe tragam alegria e satisfação.

8. Procurar ajuda profissional: Se achar que a gestão do HSV está a afetar a sua saúde mental ou o seu bem-estar geral, considere procurar o apoio de um profissional de saúde mental. Este pode fornecer orientação, estratégias para lidar com a situação e ajudá-lo a desenvolver uma mentalidade positiva e a prosperar apesar dos desafios.

Lembre-se de que o HSV é uma infeção viral comum e que muitas pessoas têm uma vida plena enquanto controlam a doença. Ao tomar medidas proactivas, praticar o autocuidado e procurar apoio, pode prosperar e manter uma perspetiva positiva da vida enquanto controla o HSV.

Direcções futuras e investigação:

As futuras direcções e a investigação no domínio do HSV (Vírus Herpes Simplex) centram-se em várias áreas-chave para melhorar a prevenção, o tratamento e a gestão da infeção. Eis algumas áreas importantes da investigação em curso:

1. Desenvolvimento de vacinas: Estão a ser desenvolvidos esforços para desenvolver uma vacina eficaz contra o HSV. Várias vacinas candidatas, incluindo vacinas preventivas e terapêuticas, estão a ser estudadas em ensaios clínicos. O desenvolvimento de uma vacina segura e eficaz poderia reduzir significativamente a transmissão e o peso da infeção por HSV.

2. Novas abordagens terapêuticas: Os investigadores estão a explorar novas abordagens terapêuticas para tratar o HSV, incluindo o desenvolvimento de medicamentos antivirais com maior eficácia e menos efeitos secundários. Estão também a ser investigadas modalidades de tratamento alternativas, como a terapia genética, a imunoterapia e novos

alvos antivirais.

3. Latência e Reativação Viral: A compreensão dos mecanismos de latência e reativação viral é uma área de investigação crucial. Os investigadores pretendem descobrir os factores que desencadeiam a reativação viral a partir do estado latente, conduzindo a surtos recorrentes. Este conhecimento pode levar ao desenvolvimento de terapias dirigidas ao vírus latente e à prevenção de episódios recorrentes.

4. Derramamento e transmissão viral: O estudo da disseminação viral e da dinâmica de transmissão é importante para desenvolver estratégias de redução dos riscos de transmissão. Os investigadores estão a investigar os factores que contribuem para a disseminação do vírus e a forma como os padrões de disseminação se relacionam com as probabilidades de transmissão. Esta investigação pode orientar o desenvolvimento de intervenções para reduzir as taxas de transmissão.

5. Impacto psicossocial e estigma: A investigação continua a centrar-se na compreensão do impacto psicossocial do VHS e do estigma associado. Os estudos visam explorar os aspectos psicológicos, emocionais e sociais de viver com o VHS, bem como o impacto da revelação e do estigma no bem-estar dos indivíduos. Os resultados podem servir de base a intervenções destinadas a reduzir o estigma e a prestar apoio aos indivíduos afectados pelo VHS.

6. Co-infecções e complicações: O HSV coexiste frequentemente com outras infecções sexualmente transmissíveis (IST). Estão em curso esforços de investigação para compreender melhor as interacções entre o HSV e outros agentes patogénicos, bem como os seus efeitos combinados nos resultados de saúde. Além disso, a investigação centra-se nas complicações associadas à infeção por HSV, como as complicações oculares, as manifestações neurológicas e o potencial impacto na saúde imunitária.

7. Estratégias de saúde pública: A investigação tem como objetivo informar as estratégias de saúde pública para a prevenção e educação sobre o VHS. Isto inclui o estudo da epidemiologia da infeção pelo HSV, dos factores de risco e dos padrões de transmissão. O desenvolvimento e a avaliação de programas de prevenção abrangentes, campanhas educativas e intervenções para aumentar a consciencialização são áreas de investigação em curso.

A investigação contínua nestas áreas tem o potencial de melhorar a compreensão, a prevenção e a gestão das infecções por HSV. Oferece esperança de melhores opções terapêuticas, estratégias de prevenção eficazes e redução do estigma associado à infeção.

OCUSERTS

Definição e princípios de Ocuserts

Os ocuserts, também conhecidos como inserções oculares ou sistemas oculares de administração de medicamentos, são dispositivos especializados de administração de medicamentos concebidos para a libertação controlada e sustentada de medicamentos no olho. São finos, planos e, normalmente, feitos de materiais biocompatíveis, como polímeros. Os insertos oculares aderem à superfície ocular, como a conjuntiva ou a córnea, e libertam medicamentos de forma controlada durante um período prolongado.

Princípios de Ocuserts:

1. Libertação controlada de fármacos: Os Ocuserts foram concebidos para proporcionar uma libertação controlada e sustentada de fármacos no olho. Incorporam o fármaco numa matriz ou reservatório polimérico, permitindo a difusão ou erosão gradual do fármaco ao longo do tempo. Este mecanismo de libertação sustentada ajuda a manter as concentrações terapêuticas do fármaco no olho e reduz a necessidade de dosagens frequentes.
2. Adesão à superfície ocular: Os ocuserts são concebidos para aderir à superfície ocular, a fim de assegurar um contacto prolongado e a administração do medicamento. Os materiais utilizados na sua construção possuem propriedades adesivas ou são concebidos com características como a forma e o tamanho para facilitar a adesão ao olho. A adesão ajuda a evitar que o ocusert seja arrastado pelas lágrimas ou pelos movimentos do pestanejar.
3. Biocompatibilidade: Os Ocuserts são fabricados a partir de materiais biocompatíveis para minimizar quaisquer efeitos adversos nos tecidos oculares. Estes materiais devem ser não irritantes, não tóxicos e compatíveis com as estruturas delicadas do olho. A biocompatibilidade assegura que o ocusert pode ser utilizado com segurança sem causar inflamação significativa ou danos na superfície ocular.
4. Estabilidade do medicamento: Os ocuserts protegem o medicamento da degradação ou perda de atividade, proporcionando um ambiente controlado. Os insertos oculares protegem o medicamento de factores ambientais como a luz, a humidade e as enzimas presentes nas lágrimas, preservando assim a estabilidade e a potência do medicamento.
5. Conveniência para o paciente: Os Ocuserts oferecem a vantagem de uma frequência de dosagem reduzida em comparação com os colírios tradicionais. Ao proporcionar uma libertação sustentada do fármaco, os ocuserts minimizam a necessidade de aplicação frequente e aumentam a comodidade do doente. Esta caraterística pode melhorar a adesão do doente ao regime de tratamento prescrito e aumentar a eficácia da terapêutica ocular.

Aplicações de Ocuserts:

Os Ocuserts são aplicados em várias condições oculares, incluindo:

1. Glaucoma: Os Ocuserts podem ser concebidos para administrar medicamentos antiglaucomatosos, como bloqueadores beta ou análogos da prostaglandina, para reduzir

a pressão intraocular e controlar o glaucoma. A libertação sustentada de fármacos dos ocuserts ajuda a manter níveis consistentes de fármacos e a melhorar a eficácia do tratamento.

2. Cuidados pós-operatórios: Os Ocuserts podem ser utilizados para o tratamento pós-operatório após cirurgias oculares, incluindo a cirurgia às cataratas. Podem administrar medicamentos como antibióticos ou anti-inflamatórios para promover a cicatrização e prevenir infecções.

3. Inflamação ocular: Os Ocuserts podem proporcionar uma libertação sustentada de corticosteróides ou medicamentos imunomoduladores para gerir a inflamação ocular crónica, como a uveíte ou a conjuntivite alérgica.

4. Síndrome do olho seco: Ocuserts pode fornecer agentes lubrificantes ou lágrimas artificiais para aliviar os sintomas da síndrome do olho seco e melhorar a hidratação da superfície ocular.

Desenvolvimento histórico e evolução da tecnologia Ocusert

O desenvolvimento e a evolução da tecnologia Ocusert seguiram um caminho progressivo ao longo de várias décadas, impulsionado pela necessidade de métodos de administração de medicamentos oculares mais eficazes e convenientes. Aqui está uma visão histórica do desenvolvimento dos Ocuserts:

1960s: O conceito de inserções oculares para administração de medicamentos começou a surgir na década de 1960. Os investigadores reconheceram as limitações dos colírios convencionais, como a fraca adesão dos doentes, a rápida eliminação do fármaco e a incapacidade de manter os níveis terapêuticos do fármaco no olho.

1970s: Na década de 1970, o trabalho pioneiro do Dr. Ronald Hohenwald e dos seus colegas da Universidade do Texas levou ao desenvolvimento do primeiro dispositivo Ocusert. O primeiro Ocusert era um inserto ocular sólido, não erodível, feito de uma matriz de polímero contendo fármaco. Foi concebido para aderir à superfície ocular e libertar o medicamento por difusão durante um período de vários dias.

1980s: A tecnologia avançou ainda mais na década de 1980 com a introdução dos Ocuserts bio-erodíveis. Estes insertos eram compostos por polímeros biodegradáveis que se dissolviam ou erodiam gradualmente ao longo do tempo, libertando o fármaco. A erosão controlada da matriz polimérica permitiu a libertação sustentada do fármaco. 1990s: A década de 1990 assistiu a avanços na conceção e nos materiais utilizados nos Ocuserts. Os investigadores exploraram diferentes sistemas e formulações de polímeros para melhorar a cinética de libertação do fármaco, a biocompatibilidade e as propriedades de adesão. O desenvolvimento de novas tecnologias de polímeros, como hidrogéis e polímeros mucoadesivos, expandiu as possibilidades de design do Ocusert. 2000s: Na década de 2000, o foco mudou para a incorporação de agentes terapêuticos para além das pequenas moléculas tradicionais. Os investigadores exploraram a utilização de Ocuserts para administrar moléculas maiores, como proteínas e péptidos, para o tratamento de doenças oculares. Foram investigadas novas estratégias de administração de fármacos, tais como a utilização de nanopartículas ou lipossomas nos Ocuserts, para melhorar o encapsulamento e a libertação controlada dos fármacos. Atualidade: A tecnologia Ocusert continua a evoluir nos dias de hoje. Os investigadores estão a explorar materiais inovadores, como polímeros sensíveis a estímulos, para criar Ocuserts "inteligentes" que podem libertar fármacos em resposta a condições ou estímulos oculares específicos. Além disso, estão a ser feitos esforços para integrar componentes electrónicos nos Ocuserts para monitorização de medicamentos em tempo real e terapia personalizada. O desenvolvimento dos Ocuserts tem como objetivo abordar as limitações dos colírios convencionais, melhorar a adesão dos doentes e otimizar a terapia ocular com medicamentos. A tecnologia Ocusert progrediu das primeiras pastilhas não erodíveis para sistemas bio erodíveis, com avanços nos materiais, cinética de libertação de fármacos e estratégias de formulação. A investigação e a inovação contínuas neste domínio são promissoras para novas melhorias na administração de medicamentos oculares e na gestão de várias doenças oculares.

Componentes e estrutura dos Ocuserts

Os Ocuserts, ou inserções oculares, são dispositivos especializados de administração de medicamentos concebidos para administrar medicamentos no olho de forma controlada e sustentada. São constituídos por vários componentes que funcionam em conjunto para conseguir uma libertação eficaz do medicamento e a sua adesão à superfície ocular. Os principais componentes e a estrutura dos Ocuserts incluem:

1. Matriz que contém o medicamento: A matriz que contém o fármaco é o componente central do Ocusert e contém o medicamento a ser administrado. Normalmente, é composta por um polímero biocompatível ou uma mistura de polímeros. A matriz pode ser sólida ou em forma de gel, dependendo do perfil de libertação do medicamento pretendido. O medicamento é uniformemente disperso ou encapsulado na matriz, permitindo uma difusão ou erosão controlada para libertar o medicamento ao longo do tempo.

2. Membrana de suporte: A membrana de suporte é uma camada fina e impermeável que cobre um dos lados do Ocusert. Funciona como uma barreira, impedindo que o fármaco se escape pela parte de trás do inserto. A membrana de suporte assegura que a libertação do medicamento ocorre apenas através da superfície exposta do Ocusert que adere à superfície ocular.

3. Membrana permeável: A membrana permeável é uma camada semipermeável localizada no lado do Ocusert que está em contacto com a superfície ocular. Permite a difusão controlada do fármaco da matriz que o contém para os tecidos oculares. A permeabilidade da membrana foi concebida para regular a taxa de libertação do fármaco, proporcionando uma administração sustentada do fármaco durante um período prolongado.

4. Camada adesiva: A camada adesiva é responsável pela adesão do Ocusert à superfície ocular. Normalmente, está localizada no lado do Ocusert que entra em contacto com o olho. A camada adesiva assegura que o dispositivo permanece no lugar e evita que seja arrastado pelas lágrimas ou pelos movimentos do pestanejar. O adesivo pode ser um adesivo sensível à pressão ou um material mucoadesivo, consoante as propriedades de adesão pretendidas.

5. Forma e tamanho: Os Ocuserts são normalmente finos, planos e em forma de disco para se adaptarem à superfície ocular. A forma e o tamanho do Ocusert podem variar de acordo com a aplicação específica e a área-alvo do olho. As dimensões do Ocusert devem ser concebidas para otimizar a adesão, o conforto e a eficácia da administração do medicamento.

6. Materiais biocompatíveis: Os Ocuserts são fabricados com materiais biocompatíveis

para garantir a segurança e minimizar as reacções adversas ou a irritação dos tecidos oculares. Os materiais habitualmente utilizados incluem polímeros biodegradáveis, hidrogéis e polímeros mucoadesivos. Estes materiais são seleccionados com base na sua biocompatibilidade, propriedades de libertação de fármacos e estabilidade mecânica.

Os componentes do Ocuserts trabalham em conjunto para proporcionar uma libertação controlada e sustentada de medicamentos para o olho. A matriz que contém o medicamento retém o medicamento, enquanto a membrana permeável regula a taxa de libertação do medicamento. A membrana de suporte evita a fuga do fármaco através da parte posterior do inserto e a camada adesiva assegura uma adesão adequada à superfície ocular. A escolha dos materiais e as considerações de design são cruciais para otimizar a administração do medicamento, o conforto do doente e a eficácia terapêutica.

Mecanismos de libertação e difusão de fármacos em Ocuserts

Os Ocuserts, ou inserções oculares, utilizam vários mecanismos de libertação e difusão de fármacos para assegurar a administração controlada e sustentada de medicamentos ao olho. Os mecanismos de libertação e difusão de fármacos nos Ocuserts podem ser classificados da seguinte forma

1. Difusão da matriz: Nos Ocuserts com uma matriz sólida contendo fármaco, a libertação do fármaco ocorre através do processo de difusão. As moléculas do fármaco estão dispersas ou encapsuladas numa matriz polimérica e difundem-se através da matriz para atingir a superfície ocular. A taxa de difusão é regida por factores como as propriedades físico-químicas do fármaco, as características da matriz polimérica (por exemplo, porosidade, tortuosidade) e o gradiente de concentração entre a matriz e os tecidos oculares. À medida que o fármaco se difunde, é libertado para a película lacrimal e subsequentemente absorvido pelos tecidos oculares.

2. Erosão e degradação: Os Ocuserts bio-erodíveis são concebidos para se degradarem ou corroerem ao longo do tempo, libertando o fármaco incorporado na matriz. A erosão ou degradação da matriz polimérica pode ser desencadeada por factores como a água, as enzimas ou o pH. À medida que a matriz sofre erosão, o fármaco é gradualmente libertado para a película lacrimal e para os tecidos oculares. A taxa de erosão e a cinética de libertação do fármaco podem ser controladas através da seleção de polímeros biodegradáveis adequados e do ajuste da sua composição.

3. Bombeamento osmótico: Alguns Ocuserts avançados utilizam princípios osmóticos para a libertação do fármaco. Esses insertos contêm um agente osmótico, como sais ou açúcares, dentro do reservatório do medicamento. O agente osmótico cria um gradiente de pressão osmótica, fazendo com que a água entre no Ocusert. À medida que a água entra, dissolve o fármaco, aumentando a pressão no interior do dispositivo e impulsionando a libertação do fármaco através de um pequeno orifício ou membrana porosa. O mecanismo de bombagem osmótica assegura uma taxa de libertação constante e controlada do fármaco durante um período prolongado.

4. Inchaço e hidratação: Alguns Ocuserts, particularmente os compostos por hidrogéis, dependem do inchaço e da hidratação para facilitar a libertação do medicamento. O

material de hidrogel absorve água do ambiente ocular, levando à dilatação e expansão do Ocusert. À medida que o hidrogel incha, as moléculas de fármaco difundem-se através da rede polimérica hidratada e são gradualmente libertadas para os tecidos oculares. A taxa de libertação do fármaco pode ser modulada ajustando a composição e a densidade de reticulação do hidrogel.

É importante notar que diferentes Ocuserts podem empregar uma combinação destes mecanismos para alcançar o perfil de libertação de fármaco desejado. A escolha do mecanismo depende de factores como as propriedades do fármaco, a cinética de libertação desejada e o design e composição específicos do Ocusert. Ao empregar estes mecanismos, os Ocuserts permitem uma libertação controlada e sustentada do fármaco no olho, aumentando a eficácia terapêutica e a comodidade para o doente.

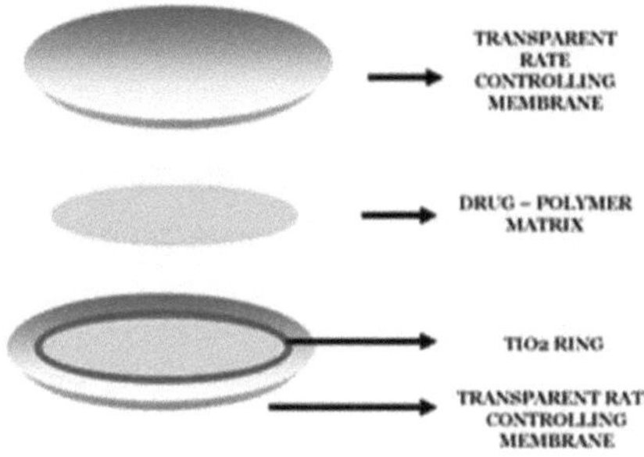

Classificação de Ocuserts:

Os diferentes tipos de Ocuserts podem ser classificados com base na sua conceção e nos mecanismos de administração de fármacos. Três tipos comuns de Ocuserts são os sistemas de reservatório, os sistemas de matriz e os sistemas bioadesivos:

1. **Sistemas de reservatório**: Os sistemas de reservatório, também conhecidos como sistemas de reservatório de medicamento, consistem num reservatório ou compartimento de medicamento rodeado por uma membrana de controlo da taxa. O reservatório do fármaco contém o medicamento a ser administrado, enquanto a membrana de controlo da taxa regula a libertação do fármaco. A membrana pode ser permeável ou semi-permeável, permitindo a difusão controlada ou o bombeamento osmótico do fármaco. Os sistemas de reservatórios oferecem flexibilidade no carregamento do fármaco e no controlo da taxa de libertação, tornando-os adequados para uma vasta gama de agentes terapêuticos.

2. **Sistemas de matriz**: Os sistemas de matriz utilizam uma matriz sólida ou semelhante a um gel que contém o fármaco como componente principal. O fármaco é disperso ou encapsulado na matriz, e a libertação do fármaco ocorre por difusão ou erosão da matriz. Nos sistemas de matriz controlada por difusão, as moléculas de fármaco difundem-se através da matriz polimérica para atingir a superfície ocular. Nos sistemas de matriz controlada por erosão, a matriz polimérica degrada-se gradualmente ou sofre erosão ao longo do tempo, libertando o fármaco. Os sistemas de matriz proporcionam uma

libertação sustentada do fármaco através da manutenção de um gradiente constante de concentração do fármaco no interior da matriz.

3. **Sistemas bioadesivos**: Os Ocuserts bioadesivos, também conhecidos como sistemas Mucoadesivos, foram concebidos para aderir à superfície ocular durante um período prolongado, permitindo a libertação prolongada do medicamento. Estes insertos incorporam materiais bioadesivos, tais como hidrogéis ou polímeros Mucoadesivos, que interagem com os tecidos oculares para melhorar a adesão. As propriedades bioadesivas do Ocusert permitem que este permaneça em contacto com a superfície ocular, impedindo a sua rápida eliminação e melhorando a eficácia da administração do medicamento. A libertação do fármaco em sistemas bioadesivos pode ocorrer por difusão ou erosão da matriz que contém o fármaco.

Cada tipo de Ocusert tem as suas vantagens e limitações. Os sistemas de reservatório oferecem flexibilidade na carga de fármaco e no controlo da taxa de libertação, os sistemas de matriz proporcionam uma libertação sustentada através da difusão ou erosão e os sistemas bioadesivos asseguram uma adesão prolongada e a libertação do fármaco. A seleção do tipo apropriado de Ocusert depende de factores como o fármaco específico a ser administrado, a cinética de libertação desejada e os requisitos do doente.

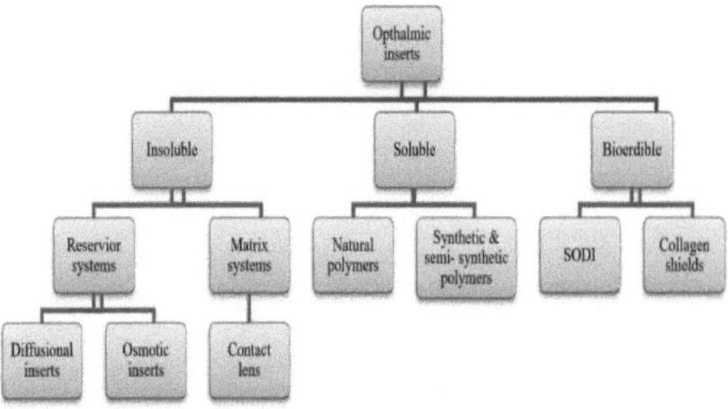

Classificação dos insertos oculares

Design Ocuserts:

Ao conceber um Ocusert, que é um tipo de sistema ocular de administração de fármacos, é necessário ter em conta várias considerações fundamentais. A conceção do Ocusert deve ter em conta factores como a seleção do fármaco, a taxa de libertação e a duração. Vamos explorar estas considerações com mais pormenor:

1. Seleção de medicamentos:

• Biocompatibilidade: O medicamento escolhido para o Ocusert deve ser biocompatível e seguro para utilização no olho.

• Eficácia terapêutica: O medicamento deve possuir as propriedades terapêuticas desejadas para o tratamento pretendido, tais como efeitos antibacterianos, anti-inflamatórios ou de redução da pressão intraocular.

• Estabilidade: O medicamento deve manter-se estável no Ocusert e conservar a sua potência durante a duração desejada da terapêutica.

• Tamanho molecular: O tamanho molecular do fármaco deve ser adequado à difusão através dos tecidos oculares para uma administração eficaz no local-alvo.

2. Taxa de libertação:

• Libertação controlada: O Ocusert deve proporcionar uma libertação controlada do medicamento para garantir um efeito terapêutico sustentado. Isto pode ser conseguido através de vários mecanismos, como a difusão, a erosão ou a osmose.

• Perfil de libertação pretendido: A taxa de libertação deve ser adaptada para satisfazer as necessidades terapêuticas da patologia ocular específica. Por exemplo, algumas patologias podem exigir uma taxa de libertação constante, enquanto outras podem beneficiar de uma libertação pulsátil ou direccionada.

3. Duração:

• Duração do tratamento: O Ocusert deve ser concebido para administrar o medicamento durante o período de tratamento necessário. Esta pode variar entre algumas horas e vários meses, dependendo da doença que está a ser tratada.

• Conforto e comodidade do doente: A duração da eficácia do Ocusert deve estar alinhada com o conforto e a conveniência do doente, minimizando a necessidade de administração ou substituição frequentes.

4. Considerações mecânicas:

• Tamanho e forma: O Ocusert deve ter um tamanho e uma forma adequados para se adaptar confortavelmente ao olho e assegurar um posicionamento correto.

• Seleção do material: Os materiais utilizados no Ocusert devem ser biocompatíveis, não irritantes e ter propriedades mecânicas adequadas para manter a integridade estrutural durante a libertação do fármaco.

• Viabilidade de fabrico: A conceção deve ser prática para os processos de fabrico, garantindo consistência, fiabilidade e rentabilidade.

É importante notar que as considerações de design para um Ocusert podem variar dependendo dos objectivos terapêuticos específicos, dos tecidos oculares alvo e das características do medicamento a ser administrado. Por conseguinte, uma compreensão abrangente do resultado terapêutico pretendido e uma avaliação cuidadosa dos factores acima mencionados são cruciais durante o processo de conceção.

Factores que afectam a Ocusert:

Vários factores podem afetar o desempenho e a eficácia de um Ocusert, que é um sistema ocular de administração de medicamentos. Estes factores incluem:

1. Propriedades físico-químicas do medicamento:

• Peso e tamanho molecular: O tamanho e o peso molecular do fármaco podem ter impacto na sua difusão e libertação do Ocusert.

• Solubilidade: A solubilidade do fármaco na matriz do Ocusert ou no veículo de entrega pode afetar a sua cinética de libertação.

• Estabilidade: A estabilidade do medicamento no Ocusert é importante para manter a sua potência durante o armazenamento e a libertação.

2. Design Ocusert:

• Permeabilidade da membrana: A permeabilidade da membrana Ocusert ou do material da matriz pode influenciar a taxa e a extensão da libertação do fármaco.

• Espessura e área de superfície: A espessura e a área de superfície do Ocusert podem afetar a carga total do medicamento e as características de libertação.

• Geometria e forma: A geometria e a forma do Ocusert podem afetar o seu ajuste, retenção e conforto dentro do olho.

• Seleção do material: A escolha dos materiais para o Ocusert deve ter em conta a biocompatibilidade, as propriedades mecânicas e a compatibilidade com o medicamento.

3. Mecanismos de libertação:

• Difusão: A libertação do fármaco do Ocusert pode ocorrer por difusão através da membrana ou do material da matriz.

• Erosão: Em alguns casos, a matriz Ocusert pode sofrer erosão ou degradação ao longo do tempo, levando à libertação do fármaco.

• Osmose: A pressão osmótica pode ser utilizada para libertar o fármaco de um Ocusert osmótico.

• Sistemas sensíveis a estímulos: Os ocuserts podem ser concebidos para responder a estímulos específicos, como a temperatura, o pH ou a luz, para desencadear a libertação de fármacos.

4. Factores biológicos:

• Taxa de renovação da lágrima: O fluxo e a renovação da lágrima no olho podem afetar a distribuição e a eliminação do medicamento administrado pelo Ocusert.

• Anatomia e fisiologia oculares: Os tecidos oculares, as barreiras e as condições fisiológicas podem influenciar a absorção, a distribuição e o tempo de permanência do fármaco no olho.

• Metabolismo e eliminação: As enzimas metabólicas e os mecanismos de eliminação no olho podem afetar a duração e a eficácia do Ocusert.

5. Factores relacionados com o doente:

• Variabilidade individual: As variações na fisiologia ocular, na dinâmica da película lacrimal e na adesão do doente podem afetar o desempenho do Ocusert.

• Conforto e aceitabilidade do doente: A conceção do Ocusert deve ter em conta o conforto do doente, a facilidade de administração e a aceitabilidade global para garantir a adesão ao tratamento.

Compreender estes factores e a sua interação é crucial para a conceção e desenvolvimento bem sucedidos de um Ocusert, assegurando uma entrega óptima do medicamento e resultados terapêuticos em condições oculares.

Processo de fabrico do Ocusert:

O processo de fabrico de um Ocusert, que é um sistema ocular de administração de medicamentos, envolve normalmente várias etapas. O processo de fabrico específico pode variar consoante a conceção, os materiais e as tecnologias utilizadas. Aqui está uma visão geral do processo de fabrico do Ocusert:

1. Desenvolvimento de formulações:

• Seleção do medicamento: Determinar o medicamento adequado para o efeito terapêutico desejado no olho.

• Seleção do excipiente: Escolher excipientes adequados que proporcionem estabilidade, libertação controlada e compatibilidade com os tecidos oculares.

• Otimização da formulação: Desenvolver uma formulação que garanta a estabilidade do medicamento, a cinética de libertação desejada e as características físicas adequadas.

2. Preparação do material:

• Seleção do material da matriz ou da membrana: Escolher materiais biocompatíveis, com permeabilidade controlada e propriedades mecânicas adequadas.

• Processamento de materiais: Preparar os materiais da matriz ou da membrana através de técnicas como a moldagem por solvente, a extrusão a quente ou a electrofiação.

3. Fabrico Ocusert:

• Preparação da matriz ou membrana carregada com o fármaco: Incorporar o fármaco na matriz ou revestir o fármaco na membrana utilizando métodos como a evaporação do solvente, a fundição por fusão ou o revestimento por imersão.

• Corte ou moldagem: Cortar ou moldar a matriz ou membrana carregada com fármaco no tamanho e geometria desejados, como discos, tiras ou anéis.

4. Controlo de qualidade e testes:

• Caracterização física: Efetuar testes para avaliar as dimensões, a espessura, o peso e a morfologia da superfície do Ocusert.

• Conteúdo e uniformidade do medicamento: Determinar o teor e a distribuição do fármaco no Ocusert para garantir a consistência.

• Cinética de libertação: Realizar estudos de libertação in vitro para avaliar o perfil de libertação do medicamento e verificar a sua conformidade com as especificações pretendidas.

• Teste de estabilidade: Avaliar a estabilidade do Ocusert em diferentes condições de armazenamento para avaliar o seu prazo de validade e desempenho ao longo do tempo.

5. Embalagem e esterilização:

• Embalagem: Colocar os Ocuserts em materiais de embalagem estéreis adequados, tais como blisters ou frascos para injectáveis, assegurando uma rotulagem e instruções adequadas.

• Esterilização: Utilizar técnicas de esterilização adequadas, como a irradiação gama ou o gás de óxido de etileno, para garantir que os Ocuserts estão isentos de contaminação microbiana.

6. Garantia de qualidade e conformidade regulamentar:

• Estabelecer procedimentos e normas de controlo de qualidade para garantir a consistência, a segurança e a eficácia dos Ocuserts fabricados.

• Cumprir os requisitos regulamentares aplicáveis, tais como as Boas Práticas de Fabrico (BPF) e as submissões regulamentares, para garantir a conformidade com as autoridades regulamentares.

É importante notar que o processo de fabrico do Ocuserts pode envolver etapas adicionais ou modificações específicas, dependendo do desenho específico, dos materiais e das tecnologias empregues. O fabrico do Ocuserts requer conhecimentos especializados em fabrico farmacêutico, desenvolvimento de fórmulas e controlo de qualidade para garantir a produção de sistemas oculares de administração de medicamentos seguros e eficazes.

Aplicações de Ocusert

Os ocuserts, ou inserções oculares, têm uma vasta gama de aplicações no domínio da oftalmologia e da administração ocular de medicamentos. Oferecem várias vantagens em relação aos colírios convencionais, incluindo uma melhor adesão do doente, uma libertação sustentada do medicamento e uma maior eficácia terapêutica. Eis algumas aplicações comuns dos Ocuserts:

1. Tratamento do Glaucoma: Os Ocuserts são utilizados para o tratamento do glaucoma, uma doença ocular crónica caracterizada por uma pressão intraocular elevada. Podem administrar medicamentos antiglaucomatosos, como beta-bloqueadores, análogos da prostaglandina ou inibidores da anidrase carbónica, para reduzir a pressão intraocular e evitar danos no nervo ótico. Os Ocuserts proporcionam uma libertação sustentada do medicamento, assegurando níveis terapêuticos consistentes e reduzindo a necessidade de administração frequente.

2. Cuidados pós-operatórios: Os Ocuserts têm aplicação no tratamento pós-operatório após cirurgias oculares, incluindo a cirurgia às cataratas. Podem administrar medicamentos como antibióticos ou anti-inflamatórios para prevenir a infeção, reduzir a inflamação e promover a cicatrização. Os Ocuserts oferecem uma libertação sustentada do fármaco durante o período crítico pós-operatório, melhorando o conforto do doente e reduzindo o peso da administração frequente de gotas oculares.

3. Inflamação ocular: Os Ocuserts são utilizados para o tratamento da inflamação ocular crónica, como a uveíte ou a conjuntivite alérgica. Podem administrar corticosteróides ou medicamentos imunomoduladores diretamente nos tecidos oculares, reduzindo a inflamação e proporcionando um alívio duradouro. A libertação sustentada do fármaco proporcionada pelo Ocuserts ajuda a manter os níveis terapêuticos do fármaco, minimizando a frequência da dosagem e aumentando a eficácia do tratamento.

4. Síndroma do olho seco: Os Ocuserts são utilizados no tratamento da síndrome do olho seco, uma condição caracterizada pela produção insuficiente de lágrimas ou pela má qualidade das lágrimas. Podem fornecer agentes lubrificantes ou lágrimas artificiais à superfície ocular, aliviando sintomas como a secura, o desconforto e a irritação. Os Ocuserts proporcionam hidratação e lubrificação sustentadas, melhorando a condição da superfície ocular e aliviando os sintomas de olho seco.

5. Infecções oculares: Os Ocuserts podem ser utilizados para o tratamento de infecções oculares, incluindo infecções bacterianas, virais ou fúngicas. Podem administrar agentes antimicrobianos diretamente no local da infeção, assegurando níveis terapêuticos sustentados do medicamento e melhorando os resultados do tratamento. Os Ocuserts oferecem uma libertação prolongada do fármaco, reduzindo a frequência de administração e melhorando a adesão do doente.

6. Outras doenças oculares: Os Ocuserts têm aplicações potenciais em várias outras doenças oculares, incluindo a degenerescência macular, a retinopatia diabética, as doenças da córnea e os tumores oculares. Podem fornecer agentes terapêuticos, como medicamentos anti-VEGF, corticosteróides ou agentes de quimioterapia, aos tecidos oculares visados, proporcionando uma libertação sustentada do medicamento e melhorando a eficácia do tratamento.

Os ocuserts continuam a ser objeto de investigação e desenvolvimento, com esforços contínuos para explorar novas aplicações e otimizar as estratégias de administração de medicamentos. A sua versatilidade e capacidade de proporcionar uma libertação controlada e sustentada de fármacos tornam-nos ferramentas valiosas na gestão de várias condições oculares, oferecendo melhores resultados terapêuticos e maior comodidade para o doente.

Ocuserts na prática clínica:

Os Ocuserts, como sistemas de administração de fármacos oculares, têm encontrado aplicações na prática clínica para o tratamento de várias condições oculares. Aqui estão alguns exemplos de como os Ocuserts são utilizados em ambientes clínicos:

1. Tratamento do Glaucoma: O Ocuserts pode ser utilizado para administrar medicamentos para o tratamento do glaucoma, uma doença caracterizada pelo aumento da pressão intraocular. Os Ocuserts concebidos para o glaucoma contêm frequentemente fármacos como o timolol, o betaxolol ou a dorzolamida, que ajudam a baixar a pressão intraocular reduzindo a produção de humor aquoso ou aumentando o seu fluxo de saída. Estes Ocuserts proporcionam uma libertação sustentada do fármaco durante um período prolongado, permitindo uma melhor adesão do doente e reduzindo a frequência da administração.

2. Cuidados pós-operatórios: Os Ocuserts podem ser utilizados após uma cirurgia ocular para administrar medicamentos para cuidados pós-operatórios. Por exemplo, os Ocuserts que contêm antibióticos, como a moxifloxacina ou a ciprofloxacina, podem ser colocados no olho para prevenir ou tratar infecções após uma cirurgia às cataratas ou outros procedimentos oculares. Estes Ocuserts administram o fármaco diretamente no local da cirurgia, assegurando uma libertação sustentada e controlada do fármaco durante o período crítico pós-operatório.

3. Inflamação ocular: O Ocuserts pode ser utilizado para o tratamento da inflamação ocular, incluindo condições como a uveíte ou a conjuntivite alérgica. Os corticosteróides, como a dexametasona ou a prednisolona, podem ser incorporados nos Ocuserts para proporcionar efeitos anti-inflamatórios sustentados. Estes Ocuserts permitem a libertação controlada do fármaco durante um período de tempo, reduzindo a necessidade de administração frequente e minimizando as flutuações na concentração do fármaco.

4. Infecções oculares: Os Ocuserts podem também ser utilizados para administrar agentes antimicrobianos para o tratamento de infecções oculares. Por exemplo, os Ocuserts que contêm antibióticos como o cloranfenicol ou as fluoroquinolonas podem ser utilizados para tratar a conjuntivite bacteriana ou as infecções da córnea. Estes Ocuserts proporcionam uma libertação sustentada do agente antimicrobiano, assegurando níveis terapêuticos do medicamento no local da infeção e minimizando a exposição sistémica.

5. Síndrome do olho seco: Os Ocuserts têm sido explorados para o tratamento da síndrome do olho seco, uma doença caracterizada pela produção insuficiente de lágrimas ou pela má qualidade das lágrimas. Os Ocuserts podem fornecer agentes lubrificantes, tais como lágrimas artificiais ou polímeros mucoadesivos, para melhorar a estabilidade da

película lacrimal e aliviar os sintomas de secura e irritação. Estes Ocuserts proporcionam uma hidratação e proteção sustentadas da superfície ocular.

É importante notar que a utilização específica de Ocuserts na prática clínica pode variar consoante o país, as práticas de cuidados de saúde e a disponibilidade de sistemas de administração de fármacos oculares aprovados. Os Ocuserts oferecem vantagens como a libertação prolongada do fármaco, uma melhor adesão do doente e a administração localizada do fármaco, o que pode melhorar os resultados terapêuticos e o conforto do doente no tratamento de doenças oculares. No entanto, a sua utilização deve ser determinada pelos profissionais de saúde com base nas necessidades individuais dos doentes, na doença específica que está a ser tratada e nas aprovações regulamentares.

Perspectivas e avanços futuros:

O futuro dos Ocuserts e dos sistemas oculares de administração de medicamentos é muito promissor em termos de avanços para melhorar os resultados dos tratamentos e a comodidade dos doentes. Seguem-se algumas perspectivas futuras potenciais e avanços neste domínio:

1. Tecnologias melhoradas de administração de medicamentos: Prevê-se que os esforços contínuos de investigação e desenvolvimento conduzam ao desenvolvimento de novas tecnologias de administração de medicamentos para os Ocuserts. Isto pode incluir a utilização de nanotecnologia, técnicas de microfabricação ou polímeros biodegradáveis para criar sistemas de administração de medicamentos mais sofisticados e eficientes. Estas tecnologias podem permitir um controlo preciso das taxas de libertação de fármacos, uma administração orientada para tecidos oculares específicos e uma melhor biodisponibilidade dos fármacos.

2. Abordagem de medicina personalizada: Os avanços na genómica e na medicina personalizada podem contribuir para o desenvolvimento de Ocuserts adaptados às características genéticas e fisiológicas de um indivíduo. Esta abordagem pode permitir a seleção optimizada de medicamentos, dosagem e perfis de libertação com base nas necessidades específicas dos doentes, maximizando a eficácia terapêutica e minimizando os efeitos secundários.

3. Ocuserts reactivos a estímulos: Os futuros Ocuserts podem incorporar materiais reactivos que podem libertar fármacos em resposta a condições oculares específicas ou a estímulos externos. Por exemplo, os Ocuserts inteligentes poderão responder a alterações de pH, temperatura ou luz, desencadeando a libertação de fármacos a pedido ou adaptando-se às necessidades dinâmicas do ambiente ocular.

4. Terapia combinada e Ocuserts multi-fármacos: Os Ocuserts que administram múltiplos fármacos em simultâneo ou sequencialmente têm potencial para abordagens de tratamento sinérgicas. Estes Ocuserts multi-fármacos podem tratar doenças oculares complexas que requerem uma combinação de agentes terapêuticos, tais como infecções oculares ou retinopatias proliferativas.

5. Integração de sensores e monitorização: A incorporação de sensores nos Ocuserts pode

permitir a monitorização em tempo real da libertação do fármaco, dos parâmetros fisiológicos oculares ou dos biomarcadores de doenças. Esta integração poderia fornecer um feedback valioso sobre a eficácia do tratamento, otimizar a dosagem e permitir ajustes personalizados do tratamento.

6. Administração ocular não invasiva de medicamentos: Os métodos não invasivos de administração ocular de fármacos, tais como adesivos oculares, lentes de contacto ou gotas oculares, podem registar avanços em termos de melhor penetração do fármaco, tempo de permanência prolongado do fármaco e maior conforto para o doente. Estas abordagens não invasivas podem potencialmente substituir ou complementar os Ocuserts tradicionais.

7. Abordagens de medicina regenerativa: Os Ocuserts podem ser concebidos para fornecer agentes regenerativos, células estaminais ou terapias genéticas para promover a regeneração e reparação de tecidos em doenças oculares. Estes avanços têm potencial para o tratamento de doenças como distúrbios da córnea, degeneração da retina ou lesões do nervo ótico.

8. Inteligência artificial e análise de dados: A integração da inteligência artificial e da análise de dados pode ajudar a otimizar os perfis de libertação de medicamentos, a prever as respostas dos doentes e a personalizar as estratégias de tratamento com base em grandes conjuntos de dados e características específicas dos doentes.

É importante notar que, embora estas perspectivas e avanços futuros tenham um potencial significativo, a sua implementação exigirá uma investigação rigorosa, validação clínica, aprovações regulamentares e viabilidade comercial. No entanto, espera-se que os avanços contínuos nos sistemas de administração de medicamentos oculares e nas tecnologias relacionadas revolucionem o tratamento das doenças oculares, conduzindo a melhores resultados e qualidade de vida para os doentes.

Vantagens do Ocuserts:

Os Ocuserts, ou inserções oculares, oferecem várias vantagens em relação aos colírios convencionais e a outros métodos de administração ocular de medicamentos. Algumas das principais vantagens dos Ocuserts incluem:

1. Melhoria da adesão do paciente: Os Ocuserts proporcionam um método de administração do medicamento cómodo e fácil de utilizar, melhorando a adesão do doente. Ao contrário dos colírios que requerem dosagens frequentes ao longo do dia, os Ocuserts oferecem uma libertação sustentada do medicamento durante um período prolongado. Isto reduz o peso da administração frequente e a probabilidade de falhar doses, assegurando uma administração consistente do medicamento e melhorando os resultados do tratamento.

2. Libertação sustentada do fármaco: Os Ocuserts foram concebidos para proporcionar uma libertação sustentada e controlada do fármaco nos tecidos oculares. Libertam os medicamentos gradualmente ao longo do tempo, mantendo os níveis terapêuticos do fármaco e evitando a rápida eliminação associada aos colírios. Esta libertação sustentada do fármaco assegura um tratamento contínuo e eficaz, reduzindo a necessidade de dosagens frequentes e proporcionando um efeito terapêutico mais estável.

3. Eficácia terapêutica melhorada: A libertação sustentada de fármacos fornecida pelo Ocuserts pode melhorar a eficácia terapêutica dos medicamentos. Permite concentrações consistentes de medicamento no local alvo, optimizando a absorção e a biodisponibilidade do medicamento. Isto pode levar a melhores resultados de tratamento, melhor controlo da doença e redução das complicações oculares.

4. Administração de medicamentos direccionada: Os Ocuserts permitem a administração de medicamentos diretamente nos tecidos oculares, minimizando a exposição sistémica e os potenciais efeitos secundários. Ao administrar medicamentos localmente, os Ocuserts podem atingir concentrações de fármacos mais elevadas no local de ação desejado, reduzindo o risco de absorção sistémica e os efeitos adversos sistémicos associados.

5. Proteção dos medicamentos: Os Ocuserts protegem os medicamentos da degradação e perda devido à diluição da lágrima, à drenagem lacrimal ou ao pestanejar. Formam uma barreira física à volta do medicamento, protegendo-o dos factores ambientais e impedindo a sua rápida eliminação. Isto assegura que o medicamento permanece intacto e eficaz até ser libertado de forma controlada.

6. Flexibilidade na formulação de medicamentos: Os Ocuserts oferecem flexibilidade na formulação de medicamentos e a incorporação de uma vasta gama de agentes terapêuticos. Podem acomodar fármacos hidrofílicos e hidrofóbicos, permitindo a administração de pequenas moléculas, proteínas, péptidos e outros compostos bioactivos. Esta versatilidade permite o desenvolvimento de estratégias de tratamento personalizadas para várias doenças oculares.

7. Minimização dos efeitos secundários sistémicos: Ao administrar medicamentos diretamente no olho, os Ocuserts minimizam a exposição sistémica e os efeitos secundários sistémicos associados. Isto é particularmente importante quando se utilizam medicamentos potentes ou com efeitos adversos sistémicos significativos. Os Ocuserts ajudam a reduzir o risco de toxicidade sistémica e permitem concentrações mais elevadas do medicamento no local alvo, maximizando o benefício terapêutico.

8. Duração de ação prolongada: Os Ocuserts proporcionam uma duração prolongada da ação do medicamento em comparação com os colírios. Dependendo do design específico e do perfil de libertação do medicamento, os Ocuserts podem fornecer medicamentos durante várias horas ou dias, reduzindo a necessidade de administração frequente. Esta duração de ação prolongada aumenta a comodidade para os doentes e reduz a perturbação causada pela instilação frequente de gotas para os olhos.

No geral, as vantagens do Ocuserts contribuem para uma melhor adesão do doente, maior eficácia terapêutica, administração de medicamentos direccionada e minimização dos efeitos secundários sistémicos. Estas características fazem do Ocuserts uma alternativa promissora para a administração de medicamentos oculares, oferecendo conveniência, eficácia e melhores resultados de tratamento para várias condições oculares.

Desvantagens das ocuserts:

Embora os Ocuserts, ou inserções oculares, ofereçam várias vantagens na administração ocular de medicamentos, existem também algumas desvantagens e limitações potenciais associadas à sua utilização. Estas desvantagens incluem:

1. Inserção e remoção: A inserção e remoção dos Ocuserts pode exigir alguma destreza e prática, especialmente para os doentes que não estão familiarizados ou não se sentem confortáveis com o manuseamento de inserções oculares. Técnicas de inserção ou remoção incorrectas podem causar desconforto ou potenciais danos nos tecidos oculares.

2. Aceitação do paciente: Alguns pacientes podem achar difícil adaptar-se à presença de um Ocusert no olho, causando desconforto ou sensação de corpo estranho. A aceitação e a tolerância dos doentes aos Ocuserts podem variar, e alguns indivíduos podem preferir outras formas de administração ocular de medicamentos, como gotas oculares, devido a preferências pessoais ou facilidade de utilização.

3. Capacidade limitada de carga de fármacos: Os Ocuserts têm uma capacidade de carga de fármaco finita, determinada pelo seu tamanho e conceção. Esta limitação pode restringir a quantidade de medicamento que pode ser administrada, especialmente para terapias de dose elevada ou de grande volume. Pode exigir o desenvolvimento de métodos alternativos de administração de medicamentos que não podem ser acomodados de forma eficaz dentro das restrições do desenho do Ocusert.

4. Cinética de libertação inflexível: Embora os Ocuserts proporcionem uma libertação sustentada do medicamento, a cinética de libertação pode nem sempre corresponder ao perfil terapêutico desejado para determinados medicamentos. A taxa de libertação de fármacos do Ocuserts é determinada principalmente pelo design do inserto e pelo seu mecanismo de libertação. Ajustar a cinética de libertação para satisfazer necessidades terapêuticas específicas pode ser um desafio, especialmente para medicamentos com farmacocinética complexa ou meias-vidas curtas.

5. Aplicações limitadas: O Ocuserts pode não ser adequado para todas as doenças oculares ou terapias medicamentosas. Alguns medicamentos requerem uma administração rápida e imediata do fármaco, que pode ser melhor conseguida através de outros métodos, como gotas oculares ou injecções. Além disso, a anatomia e as características fisiológicas do olho podem limitar a utilização eficaz do Ocuserts em determinados casos.

6. Variabilidade individual: A variabilidade na produção de lágrima, na composição da lágrima e nas características da superfície ocular entre indivíduos pode afetar o desempenho e a libertação do medicamento dos Ocuserts. As variações na dinâmica da película lacrimal e na fisiologia ocular podem resultar numa absorção inconsistente do medicamento e em variações individuais na resposta terapêutica.

7. Custo: O Ocuserts pode ter um custo mais elevado em comparação com os colírios convencionais ou outras formas de administração ocular de medicamentos. A produção e o desenvolvimento do Ocuserts envolvem processos de fabrico e materiais

especializados, o que pode contribuir para o aumento dos custos.

É importante considerar estas desvantagens e avaliar a adequação dos Ocuserts caso a caso, tendo em conta os requisitos específicos do doente, do medicamento e da condição ocular visada. Apesar destas limitações, os Ocuserts continuam a ser uma opção valiosa na administração ocular de medicamentos, oferecendo uma libertação sustentada do medicamento e melhores resultados terapêuticos para muitos doentes.

Anatomia e Fisiologia do Olho:

O olho é um órgão complexo responsável pela visão, que nos permite percecionar o mundo à nossa volta. Funciona captando a luz e convertendo-a em sinais eléctricos que podem ser interpretados pelo cérebro. A anatomia e a fisiologia do olho envolvem várias estruturas e processos que trabalham em conjunto para facilitar a visão. Vamos explorá-las:

1. Córnea: A córnea é a superfície frontal do olho, transparente e em forma de cúpula. Actua como uma barreira protetora e ajuda a focar a luz que entra no cristalino.

2. Íris: A íris é a parte colorida do olho que rodeia a pupila. Controla a quantidade de luz que entra no olho, ajustando o tamanho da pupila.

3. Pupila: A pupila é a abertura circular preta no centro da íris. Regula a quantidade de luz que chega à retina.

4. Lente: A lente é uma estrutura flexível e transparente localizada atrás da íris. Ajuda a focar a luz na retina, alterando a sua forma através de um processo chamado acomodação.

5. Retina: A retina é uma camada de tecido fina e sensível à luz que reveste a parte posterior do olho. Contém células especializadas chamadas fotorreceptores (bastonetes e cones) que convertem a luz em sinais eléctricos.

6. Bastonetes e cones: Os bastonetes e os cones são os dois tipos de células fotorreceptoras presentes na retina. Os bastonetes são responsáveis pela visão com pouca luz e pela deteção de tons de cinzento, enquanto os cones são responsáveis pela visão a cores e pela acuidade visual com luz intensa.

7. Nervo ótico: O nervo ótico é um feixe de fibras nervosas que transporta a informação visual da retina para o cérebro. Sai da parte de trás do olho no disco ótico (também conhecido como o ponto cego).

8. Humor vítreo: O humor vítreo é uma substância semelhante a um gel que preenche o espaço entre o cristalino e a retina. Ajuda a manter a forma do olho e contribui para a clareza ótica.

9. Humor aquoso: O humor aquoso é um líquido transparente que preenche o espaço entre a córnea e o cristalino. Nutre a córnea e o cristalino, fornece oxigénio e ajuda a manter a pressão dentro do olho.

10. Corpo Ciliar e Músculos: O corpo ciliar é uma estrutura em forma de anel localizada

atrás da íris. Contém músculos ciliares que controlam a forma do cristalino durante a acomodação.

11. Esclera: A esclerótica é a cobertura externa branca e resistente do olho que fornece suporte estrutural e proteção.

O processo de visão envolve as seguintes etapas:

1. A luz entra no olho através da córnea, passa pela pupila e é focada pelo cristalino na retina.

2. As células fotorreceptoras da retina (bastonetes e cones) captam a luz e convertem-na em sinais eléctricos.

3. Estes sinais eléctricos são transmitidos através do nervo ótico para o cérebro.

4. O cérebro interpreta estes sinais, permitindo-nos percecionar e dar sentido à informação visual.

É importante notar que esta é uma visão geral simplificada, e que a anatomia e a fisiologia do olho envolvem muitos detalhes e processos complexos.

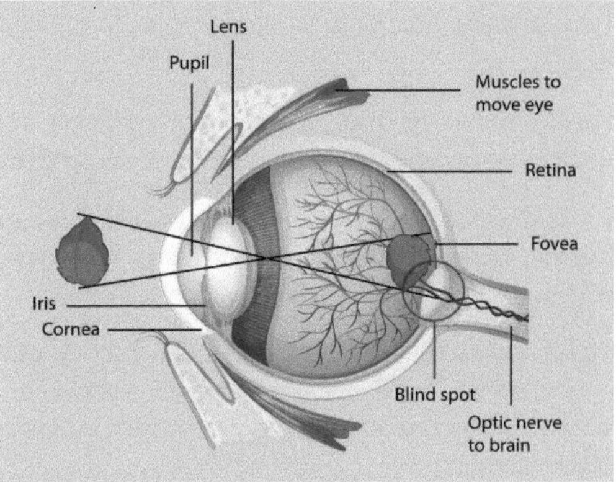

Via visual e ótica:

A via visual refere-se ao percurso através do qual a informação visual viaja do olho para o cérebro, onde é processada e interpretada. A via visual envolve uma série de estruturas e ligações que funcionam em conjunto para transmitir sinais visuais. Além disso, a ótica desempenha um papel crucial na forma como a luz é refractada e focada dentro do olho. Vamos aprofundar a via visual e a ótica:

Percurso visual:

1. Nervos ópticos: Cada olho tem um nervo ótico que transporta a informação visual da

retina para o cérebro. Os nervos ópticos saem da parte de trás dos olhos nos discos ópticos e convergem para o quiasma ótico.

2. Quiasma ótico: No quiasma ótico, algumas das fibras nervosas de cada nervo ótico cruzam para o lado oposto. Este cruzamento permite a integração da informação visual de ambos os olhos.

3. Tractos ópticos: Os tractos ópticos são formados pelas fibras que continuam a partir do quiasma ótico. Transportam os sinais visuais de cada olho para diferentes partes do cérebro, incluindo o tálamo e o córtex visual.

4. Tálamo: Os tractos ópticos transmitem a informação visual para o núcleo geniculado lateral (LGN), que é uma estrutura dentro do tálamo. O LGN actua como uma estação de retransmissão, processando e refinando os sinais visuais antes de os transmitir ao córtex visual.

5. Córtex visual: O córtex visual está localizado na parte posterior do cérebro, no lobo occipital. É responsável pelo processamento da informação visual e pela geração de percepções visuais. O córtex visual primário (V1) é o local inicial onde os sinais visuais são recebidos e analisados.

Ótica:

1. Refração: Quando a luz entra no olho, sofre refração, que é a curvatura dos raios de luz. A córnea e o cristalino do olho são os principais responsáveis pela refração da luz e pela sua focagem na retina. A córnea fornece a maior parte do poder de focagem do olho, enquanto o cristalino afina a focagem através da acomodação.

2. Acomodação: A acomodação é o processo pelo qual a lente ajusta a sua forma para focar objectos a diferentes distâncias. Quando focamos um objeto próximo, os músculos ciliares contraem-se, fazendo com que o cristalino se torne mais arredondado. Para objectos distantes, os músculos ciliares relaxam, permitindo que a lente se achate.

3. Formação da imagem retiniana: A luz refractada forma uma imagem invertida e invertida na retina. Os bastonetes e os cones da retina captam esta imagem e convertem-na em sinais eléctricos que podem ser transmitidos ao cérebro.

4. Campo visual: Cada olho tem o seu próprio campo visual, que é a área total que pode ser vista sem mover os olhos. Os campos visuais de ambos os olhos sobrepõem-se, proporcionando-nos a visão binocular e a perceção da profundidade.

Compreender a via visual e a ótica ajuda-nos a compreender como a informação visual é processada e como o olho funciona como um sistema ótico sofisticado.

Saúde e manutenção ocular:

A manutenção da saúde ocular é importante para preservar a boa visão e o bem-estar geral dos olhos. Seguem-se algumas práticas e sugestões essenciais para a saúde e manutenção ocular:

1. Exames regulares aos olhos: Marque exames oftalmológicos completos com um optometrista ou oftalmologista para avaliar a sua visão e verificar se existem potenciais doenças ou problemas oculares. Os exames oftalmológicos podem ajudar a detetar problemas precocemente e permitir um tratamento atempado.

2. Óculos de proteção: Utilize óculos de proteção adequados quando participar em actividades que representem um risco para os seus olhos, como desportos, projectos de melhoramento da casa ou trabalho com materiais perigosos. Óculos de segurança, óculos de proteção ou protecções faciais podem ajudar a evitar lesões oculares.

3. Manter uma higiene correcta: Pratique uma boa higiene para evitar infecções oculares. Lave bem as mãos antes de tocar nos olhos e evite esfregar excessivamente os olhos. Se usar lentes de contacto, siga os procedimentos de limpeza e desinfeção adequados.

4. Iluminação adequada: Assegurar uma iluminação adequada quando estiver a ler, a trabalhar no computador ou a realizar quaisquer tarefas que exijam atenção visual. Uma iluminação insuficiente pode cansar os olhos e contribuir para a fadiga ocular.

5. Faça pausas regulares: Quando participar em actividades que exijam uma concentração visual prolongada, como a leitura ou a utilização de dispositivos digitais, faça pausas regulares para descansar os olhos. Siga a regra 20-20-20: A cada 20 minutos, desvie o olhar do ecrã e concentre-se num objeto a 6 metros de distância durante 20 segundos.

6. Manter um estilo de vida saudável: Adotar um estilo de vida saudável para apoiar a saúde geral dos olhos. Faça uma dieta equilibrada rica em frutas, legumes e ácidos gordos ómega 3. Mantenha-se hidratado, pois uma hidratação adequada é benéfica para a saúde ocular. Evite fumar, pois aumenta o risco de doenças oculares.

7. Proteção dos olhos contra os raios UV: Proteja os seus olhos da radiação ultravioleta (UV) nociva usando óculos de sol que ofereçam proteção UV. A exposição prolongada aos raios UV pode contribuir para as cataratas, a degenerescência macular e outras doenças oculares.

8. Monitorizar o tempo de ecrã: Limitar o tempo de ecrã excessivo e manter uma distância de visualização e uma postura confortáveis quando utilizar dispositivos digitais. Ajustar o brilho do ecrã, o contraste e o tamanho do tipo de letra para obter condições de visualização óptimas.

9. Mantenha-se hidratado: A hidratação adequada é crucial para a saúde ocular. Beba uma quantidade adequada de água ao longo do dia para manter os seus olhos bem hidratados.

10. Seguir as directrizes de medicação: Se lhe forem receitados medicamentos para os olhos, siga as instruções fornecidas pelo seu profissional de saúde ocular. Utilize gotas para os olhos, pomadas ou outros tratamentos prescritos conforme indicado.

Lembre-se de que estas sugestões são directrizes gerais e que é essencial consultar um profissional de saúde ocular para obter aconselhamento personalizado com base nas suas necessidades específicas e em quaisquer problemas oculares existentes.

Doenças e perturbações oculares:

Existem várias doenças e perturbações oculares que podem afetar os olhos, levando a uma diminuição da visão ou a outros problemas relacionados com os olhos. Eis algumas doenças e perturbações oculares comuns:

1. Erros de refração: Os erros de refração ocorrem quando a forma do olho impede que a luz incida diretamente na retina, resultando numa visão desfocada. Os principais tipos de erros de refração são:

• Miopia (miopia): Os objectos distantes parecem desfocados, enquanto os objectos próximos são nítidos.
• Hipermetropia (hipermetropia): Os objectos próximos podem parecer desfocados, enquanto os objectos distantes são nítidos.

• Astigmatismo: Visão desfocada ou distorcida a todas as distâncias devido a uma córnea ou lente de forma irregular.

2. Cataratas: As cataratas envolvem a turvação da lente natural do olho, o que leva a uma visão desfocada, sensibilidade ao brilho e diminuição da perceção das cores. Normalmente, as cataratas desenvolvem-se lentamente com a idade, mas também podem ser causadas por traumatismos, medicamentos ou problemas de saúde subjacentes.

3. Glaucoma: O glaucoma é um grupo de doenças oculares caracterizadas por danos no nervo ótico, frequentemente causados por um aumento da pressão intraocular (pressão do líquido no interior do olho). Pode resultar em perda progressiva da visão e pode levar à cegueira permanente se não for tratado.

4. Degenerescência macular relacionada com a idade (DMRI): A DMRI é uma doença degenerativa que afecta a mácula, a parte central da retina responsável pela visão central nítida. Pode provocar uma visão desfocada ou distorcida no campo visual central, dificultando tarefas como a leitura ou o reconhecimento de rostos.

5. Retinopatia diabética: A retinopatia diabética é uma complicação da diabetes que afecta os vasos sanguíneos da retina. Pode provocar danos na retina, perda de visão e, em casos graves, cegueira. Os exames oftalmológicos regulares são cruciais para a deteção precoce e a gestão da retinopatia diabética.

6. Descolamento da retina: O descolamento da retina ocorre quando a retina se separa dos tecidos subjacentes. Pode causar flashes repentinos de luz, moscas volantes ou uma sombra semelhante a uma cortina no campo visual. O descolamento da retina requer atenção médica imediata para evitar a perda permanente da visão.

7. Síndrome do olho seco: A síndrome do olho seco ocorre quando os olhos não produzem lágrimas suficientes ou quando as lágrimas se evaporam demasiado depressa. Pode resultar em secura, irritação, vermelhidão e visão turva. Lágrimas artificiais, mudanças no estilo de vida e outros tratamentos podem ajudar a controlar os sintomas.

8. Conjuntivite: A conjuntivite, também conhecida como olho cor-de-rosa, é uma inflamação da conjuntiva (o tecido transparente que cobre a parte branca do olho e a parte interna das pálpebras). Pode ser causada por alergias, infecções (virais ou bacterianas) ou irritantes, provocando vermelhidão, comichão e corrimento.

9. Estrabismo: O estrabismo refere-se ao desalinhamento dos olhos, fazendo com que um olho olhe em frente enquanto o outro se vira para dentro, para fora, para cima ou para baixo. O estrabismo pode perturbar a visão binocular e a perceção de profundidade e pode exigir tratamento como óculos, remendos ou cirurgia.

10. Retinite pigmentosa: A retinite pigmentosa é uma doença genética que provoca a degeneração progressiva das células fotorreceptoras da retina. Leva à perda gradual da visão, começando com cegueira nocturna e perda de visão periférica, e pode progredir para visão em túnel ou cegueira total.

É importante notar que esta não é uma lista exaustiva de doenças e perturbações oculares. Se sentir quaisquer alterações na sua visão ou tiver preocupações sobre a sua saúde ocular, é crucial procurar aconselhamento médico profissional junto de um oftalmologista para um diagnóstico e tratamento adequados.

Segurança e proteção dos olhos:

A segurança e a proteção dos olhos são cruciais para evitar lesões e manter uma saúde ocular óptima. Eis algumas práticas e medidas importantes para garantir a segurança dos olhos:

1. Usar óculos de proteção: Quando participar em actividades que representem um risco de lesões oculares, como desportos (especialmente os que envolvem raquetes, bolas ou contacto), trabalhos de construção ou manuseamento de materiais perigosos, use sempre óculos de proteção adequados. Os óculos de segurança, os óculos de proteção ou as protecções faciais proporcionam uma barreira física para proteger os olhos de impactos, detritos voadores, produtos químicos ou radiações nocivas.

2. Utilizar proteção ocular em ambientes perigosos: Em determinados ambientes de trabalho onde existam potenciais riscos para os olhos, tais como locais de construção, fábricas, laboratórios ou ambientes médicos, siga os protocolos de segurança e use proteção ocular adequada recomendada pela entidade patronal ou pelas normas da indústria. Isto pode incluir óculos de segurança, protecções faciais completas ou outro equipamento de proteção especializado.

3. Seja cauteloso com as ferramentas e o equipamento: Quando utilizar ferramentas eléctricas, ferramentas manuais ou qualquer equipamento que possa produzir detritos ou projécteis, certifique-se de que utiliza óculos de proteção. As partículas ou fragmentos que voam podem causar lesões oculares graves, mesmo durante tarefas simples como perfuração, corte ou retificação.

4. Proteção contra a radiação UV: A exposição prolongada à radiação ultravioleta (UV) do sol pode provocar doenças oculares como cataratas, degeneração macular e lesões na córnea.

Quando passar tempo ao ar livre, especialmente durante as horas de maior intensidade da luz solar, use óculos de sol que ofereçam 100% de proteção UV. Procure óculos de sol com a indicação UV400 ou que bloqueiem 100% dos raios UVA e UVB.

5. Praticar o manuseamento seguro de produtos químicos: Ao manusear produtos químicos domésticos, agentes de limpeza ou outras substâncias potencialmente perigosas, leia e siga cuidadosamente as instruções. Utilize proteção ocular adequada, como óculos de proteção ou de segurança, para evitar que os salpicos ou vapores de produtos químicos entrem em contacto com os olhos.

6. Estar atento aos riscos relacionados com o desporto: Muitos desportos implicam um risco de lesões oculares. Quando participar em actividades como basquetebol, raquetebol, hóquei ou paintball, use óculos de proteção especificamente concebidos para desportos. Estes óculos ou protecções faciais são resistentes ao impacto e podem proteger os olhos de objectos em movimento rápido ou de contacto acidental.

7. Evitar esfregar os olhos: Evite esfregar os olhos, pois pode introduzir sujidade, germes ou objectos estranhos e causar potencialmente irritação ou lesões oculares. Se sentir comichão ou irritação nos olhos, utilize um lenço de papel limpo ou um colírio receitado para aliviar o desconforto.

8. Mantenha as áreas de trabalho e de lazer bem iluminadas: Uma iluminação adequada nos espaços de trabalho, áreas de estudo e outros ambientes é essencial para reduzir a fadiga ocular e prevenir acidentes. Certifique-se de que existe iluminação suficiente para realizar as tarefas confortavelmente e para minimizar o risco de tropeçar, cair ou manusear incorretamente os objectos.

9. Manter uma higiene correcta: Praticar uma boa higiene, como lavar as mãos frequentemente e evitar tocar nos olhos com as mãos sujas, ajuda a reduzir o risco de infecções oculares. Se usar lentes de contacto, siga as orientações de higiene e cuidados adequados para evitar infecções oculares e complicações.

10. Faça exames oftalmológicos regulares: Os exames oftalmológicos de rotina desempenham um papel vital na manutenção da saúde ocular e na deteção precoce de potenciais problemas. Marque exames oftalmológicos abrangentes regulares com um optometrista ou oftalmologista para monitorizar a sua visão e o estado geral dos olhos.

Lembre-se de que a proteção dos olhos é essencial e que estas práticas devem ser seguidas em conjunto com orientações e recomendações de segurança específicas fornecidas por profissionais de áreas ou indústrias relevantes.

Como fazer uma inserção ocusert:

A inserção de um Ocusert, um tipo de sistema ocular de administração de medicamentos, deve ser efectuada cuidadosamente, seguindo as instruções fornecidas pelo seu profissional de saúde. Eis uma orientação geral sobre como inserir um Ocusert:

1. Lave bem as mãos com água e sabão antes de manusear o Ocusert ou de tocar nos olhos. Isto ajuda a minimizar o risco de introdução de quaisquer bactérias ou

contaminantes nos olhos.

2. Encontrar um local confortável e bem iluminado para efetuar a inserção.
3. Puxe suavemente a pálpebra inferior para baixo com uma mão para criar uma pequena bolsa ou espaço entre a pálpebra inferior e o olho.

4. Com a outra mão, segurar o Ocusert entre o polegar e o indicador. Certifique-se de que o lado côncavo do Ocusert está virado para cima.

5. Colocar cuidadosamente o Ocusert no saco conjuntival inferior, que é o espaço entre a pálpebra inferior e o globo ocular. Posicionar o Ocusert contra a parte branca do olho, evitando o contacto com a córnea (a superfície frontal transparente do olho).

6. Solte a pálpebra inferior, permitindo que esta se mova naturalmente para a sua posição original. Pisque os olhos algumas vezes para garantir que o Ocusert está corretamente posicionado.

7. Se necessário, repetir o processo para o outro olho.
8. Após a inserção, evite esfregar ou tocar excessivamente nos olhos, pois isso pode deslocar o Ocusert.

9. É importante notar que o processo de inserção de um Ocusert pode variar dependendo do desenho específico e das instruções fornecidas pelo fabricante. Consulte sempre o seu profissional de saúde para obter orientações detalhadas e instruções específicas para o seu Ocusert.

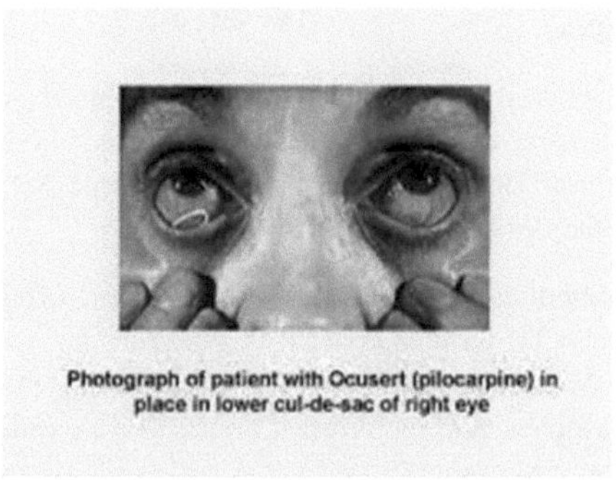

Medicamentos antivirais para tratar o HSV:

Os medicamentos antivirais são um componente crucial no tratamento das infecções por HSV (Vírus Herpes Simplex). São concebidos para inibir a replicação e a propagação do vírus, ajudando a reduzir a gravidade e a duração dos surtos, a aliviar os sintomas e a diminuir o risco de transmissão. Aqui estão alguns pontos-chave sobre os medicamentos antivirais utilizados para tratar o VHS:

1. Tipos de medicamentos antivirais: A principal classe de medicamentos antivirais utilizados para tratar as infecções por HSV são os análogos de nucleósidos, especificamente

o aciclovir, o valaciclovir e o famciclovir. Estes medicamentos actuam inibindo a síntese do ADN viral, impedindo assim a replicação do vírus.

2. Mecanismo de ação: Os medicamentos antivirais interferem com o processo de replicação viral, inibindo a ação da enzima viral denominada ADN polimerase. São incorporados no ADN viral durante a replicação, levando à terminação prematura da cadeia e bloqueando a formação de novas cadeias de ADN viral.

3. Objectivos do tratamento: A terapia antiviral visa atingir vários objectivos, incluindo a redução da duração e da gravidade dos surtos, a aceleração da cicatrização das lesões, o alívio dos sintomas, como a dor e o prurido, e a redução do risco de transmissão aos parceiros sexuais.

4. Administração: Os medicamentos antivirais para o HSV estão disponíveis em várias formulações, incluindo comprimidos orais, cremes tópicos e formulações intravenosas para casos graves. A formulação específica e o regime de dosagem dependem da gravidade da infeção, da saúde geral do indivíduo e da recomendação do profissional de saúde.

5. Início precoce: O tratamento antiviral é mais eficaz quando iniciado precocemente, idealmente durante a fase prodrómica (antes do aparecimento de lesões visíveis) ou no início dos sintomas. O tratamento imediato pode ajudar a reduzir a gravidade e a duração dos surtos.

6. Terapia supressiva: Em alguns casos, os profissionais de saúde podem prescrever medicamentos antivirais para uma terapia supressiva a longo prazo. Esta abordagem envolve a toma diária de medicamentos antivirais para prevenir ou reduzir a frequência de surtos recorrentes. Pode ser recomendada a indivíduos com surtos frequentes ou graves, a pessoas em relações serodiscordantes (em que um parceiro tem HSV e o outro não) ou a indivíduos com condições médicas específicas.

7. Efeitos secundários: Os medicamentos antivirais para o HSV são geralmente bem tolerados e os efeitos secundários significativos são raros. Os efeitos secundários comuns podem incluir náuseas, dores de cabeça, dores abdominais e tonturas. É importante consultar um profissional de saúde sobre quaisquer potenciais interacções medicamentosas ou contra-indicações.

8. Resistência: Embora os medicamentos antivirais sejam eficazes no tratamento das infecções por HSV, a utilização prolongada ou inadequada pode levar ao desenvolvimento de resistência aos medicamentos. É essencial seguir o regime de tratamento prescrito e consultar um prestador de cuidados de saúde se houver dúvidas quanto à eficácia do tratamento.

9. Aconselhamento e educação: Juntamente com a terapia com medicamentos antivirais, o aconselhamento e a educação são aspectos importantes da gestão das infecções por HSV. Os prestadores de cuidados de saúde podem oferecer orientação sobre a gestão de surtos, prevenção da transmissão e apoio psicológico para ajudar os indivíduos a lidar com o impacto emocional da infeção.

Sasaki Hitoshi et al., (1993)

Desenvolveram-se inserções oftálmicas tipo disco de beta-bloqueadores com vários polímeros e investigou-se a libertação do fármaco a partir das inserções. A libertação de tilisolol a partir de dez tipos diferentes de inserções de polímeros mostrou uma variedade de padrões. Nos insertos preparados com poli (metacrilato de 2-hidroxipropilo) HPM e poli (metacrilato de 2-hidroxietilo), os dados de libertação foram ajustados a uma equação de potência simples e verificou-se que as características de libertação do tilisolol a partir destes sistemas seguiam um comportamento conforme a um mecanismo não Fickiano. O pH e a temperatura do meio influenciaram a libertação do tilisolol a partir do inserto HPM. John H. Draize et al., (1944) vários beta-bloqueadores também apresentaram uma libertação controlada dos seus insertos HPM. O corante macromolecular e a insulina apresentaram uma libertação lenta com um efeito de explosão inicial. Os dados de libertação de um inserto HPM em várias condições foram também ajustados a uma equação de potência simples. O padrão de libertação in vivo do tilisolol a partir de um inserto HPM no saco conjuntival de coelho reflectiu o padrão de libertação in vitro.

S. Satheesh Kumar, P. Shanmugasundaram

Desenvolvimento de formulações e avaliação de ocusert oftálmico contendo Aciclovir & Research Journal of Pharmacy and Technology. Aumenta o tempo de contacto, obtendo-se uma libertação controlada, diminuição da frequência de administração e maior eficácia terapêutica.

John H. Draize et al., (1944)

Modificaram a interpretação do procedimento de Friedinwald para a medição objetiva de lesões nos olhos de coelhos e alargaram o mesmo princípio à avaliação de outros efeitos fisiológicos. Na "Técnica de Draize Modificada", transformaram as observações quantitativas dos efeitos fisiológicos em medições objectivas razoavelmente quantitativas e aplicaram também o princípio de atribuir valores numéricos aos fenómenos fisiológicos, a fim de obter dados facilmente passíveis de interpretação aritmética. Foi considerado como o método oficial no Federal Hazardous Substance Act, EUA.

Kauffmann et al., (1971)

estudaram as várias propriedades médicas das lentes de contacto moles, indicando a sua capacidade de absorver e libertar medicamentos. Para o estudo, foram utilizados tanto seres humanos como animais.

Loucas S.P. e Hadded H.M.,

concluíram que as formas de dosagem em estado sólido de pilocarpina no beco sem saída proporcionaram uma libertação mais uniforme.

Grass et al., (1984) efectuaram estudos de dissolução e mitose in vitro em coelhos para avaliar as propriedades de ação sustentada do nitrato de pilocarpina em películas e géis poliméricos. Foi demonstrado um prolongamento significativo da libertação do fármaco quando os sistemas poliméricos foram comparados com soluções aquosas ou viscosas simples.

M. F. Saettone et al., (1984)

K.P. Rao et al., (1988) formularam inserções oftálmicas poliméricas contendo pilocarpina com quatro tipos diferentes de álcool polivinílico, PVA, e dois tipos de hidroxipropilcelulose. A pilocarpina estava presente como nitrato ou como sal com ácido poliacrílico, PAA. As experiências in vivo de miose versus tempo em coelhos albinos mostraram que todas as pastilhas aumentaram significativamente a biodisponibilidade da pilocarpina, em relação a uma solução padrão de nitrato de pilocarpina. Dois insertos de PVA, contendo o sal de PAA da pilocarpina, foram particularmente eficazes. As preparações foram também submetidas a testes de libertação in-vitro e à calorimetria diferencial de varrimento, para determinar o mecanismo de libertação e verificar, através do comportamento térmico, possíveis interacções entre o fármaco e os polímeros. Os factores químicos e físico-químicos mais susceptíveis de influenciar a biodisponibilidade oftálmica da pilocarpina a partir das preparações actuais são brevemente revistos.

K.P. Rao et al., (1988)

Utilizou-se colagénio de pele de vitelo fetal pobre em telopeptídeos tratado com pepsina como veículo para uma libertação controlada de nitrato de pilocarpina. Foram desenvolvidos três tipos de sistemas de libertação do fármaco colagénio-pilocarpinenitrato. Foi estudada a libertação in vitro de nitrato de pilocarpina a partir destes sistemas. Os estudos de libertação indicaram que, após um impulso inicial de libertação, a pilocarpina foi libertada a uma taxa constante seguindo uma cinética de ordem zero. A libertação do fármaco pode ser manipulada com base no tipo de modificação efectuada no suporte de colagénio. A taxa de libertação do pilocarpinenitrato pode ser regulada de 5 a 15 dias, dependendo da modificação feita no suporte de colagénio. A película de colagénio Attia et al. (1988), devido à sua inércia biológica, estabilidade estrutural e boa biocompatibilidade, provou ser o veículo mais promissor para sistemas de administração de medicamentos oftálmicos.

Attia et al., (1988)

Avaliaram o desempenho in vivo (em coelhos) da película oftálmica de dexametasona e concluíram que o sistema de entrega da película oftálmica pode direcionar o fármaco para o tecido ocular onde, de outra forma, o fármaco está pouco disponível.

Dumortier et al., (1994)

Comparou-se a cinética lacrimal e plasmática da morfina a partir de um gel termossensível, de um inserto e de uma solução simples e avaliou-se o lacrimejo em coelhos. Observou-se que os insertos prolongaram a cinética lacrimal e plasmática da morfina. No fluido lacrimal, a concentração máxima foi atrasada de 2,9 para 51,4 minutos.

Marco fabrizio saettone et al,

Discutiram as vantagens, desvantagens e requisitos para o êxito dos insertos oculares. Examinaram alguns insertos que estão disponíveis no mercado ou que estão a ser desenvolvidos por empresas farmacêuticas para a administração de medicamentos. Discutiram S.O.D.I., Ocusert, Collagen Shields, Ocufit, Minidisc e NODS com especial atenção para os desempenhos biológicos/clínicos e o potencial para futuras aplicações e desenvolvimento.

N. Udupa et al., (1996)

Reviu as tecnologias envolvidas no desenvolvimento de vários tipos de inserções oftálmicas. Foram discutidos o desenho, a conceção, o mecanismo de libertação, os ensaios in vivo-in vitro, as limitações e a lógica terapêutica para a utilização de inserções oftálmicas.

Manvi et al., (1997)

A norfloxacina e o seu complexo de betaciclodextrina foram incorporados em matrizes poliméricas e apresentaram uma libertação sustentada do fármaco. Verificou-se que a libertação in vitro e in vivo do complexo era melhor do que a do fármaco simples. (13) R. Gurny et al., (1998) desenvolveram uma inserção oftálmica circular de maleato de timolol através da técnica de moldagem por solvente, utilizando acetato de celulose como polímero e PEG 600 e ftalato de dietilo como plastificante em duas concentrações diferentes. O sistema plastificante influencia o seu efeito na libertação do fármaco. A correlação foi obtida tanto no método in-vivo como no in-vitro

Finalidade e objectivos Finalidade
O objetivo do presente estudo é formular e avaliar ocuserts de Famciclovir para o tratamento da infeção por Herpes Simplex.

OBJECTIVOS

• Os ocuserts são formas de dosagem estéreis, sólidas ou semi-sólidas, preparadas para obter um maior tempo de contacto entre o fármaco e o tecido conjuntival, de modo a manter uma libertação constante do fármaco quando colocado no fundo do saco conjuntival do olho.

• O objetivo do presente trabalho é formular o famciclovir ocuserts como um novo sistema oftálmico de administração de fármacos para tratar infecções oculares por herpes simplex com um tempo de residência ocular aumentado através da libertação de fármacos a uma taxa lenta e constante.

• Para melhorar a biodisponibilidade, para conseguir uma libertação controlada do medicamento.
• Para diminuir a frequência de administração.

Plano de trabalho Estudos de pré-formulação
➢ Determinação do ponto de fusão do medicamento.

➢ Estudo de compatibilidade do excipiente com o medicamento por espetroscopia FT-IR.

➢ Desenvolvimento da curva de calibração padrão pelo método espetroscópico UV.

Estudos de formulação

➢ Formulação de ocuserts pelo método de fundição em solvente.
➢ Preparação de películas de reservatório e de películas de controlo da taxa.

Parâmetros de avaliação

➢ Testes de esterilidade, Espessura, Testes de dobragem
➢ pH da superfície.
➢ Percentagem de absorção e perda de humidade.
➢ Conteúdo do medicamento.
➢ Desempenho dos estudos de libertação do fármaco in vitro em comparação com o do fármaco padrão para formulações optimizadas de Ocuserts.

MATERIAIS E EQUIPAMENTOS

MATERIAIS

Tabela 1. Lista de materiais

SL.NO	MATERIAIS	FABRICANTE
1.	Famciclovir	Sigma Aldrich
2.	Polímero Polietilenoglicol (PEG).	Sigma Aldrich
3	Hidroxipropilcelulose, Etilcelulose.	-

EQUIPAMENTOS

QUADRO 2. Lista de equipamentos

SL.NO	EQUIPAMENTOS	FABRICANTES
1.	Broca de cortiça em forma de T, haste em forma de L.	Ax200 shimadzu
2.	Placa de Petri, copo e agitador.	Agitador de laboratório REMI
3.	Armário UV para esterilização	D8 ENDEAVOR
4.	Ar quente por cima.	ZEISS,SUPRA-55

Perfil do medicamento

Sinónimos: Famciclovir

• **Denominação IUPAC:** Acetato de 2-[(acetiloxi)metilo]-4-(2-amino-9H-purin-9-il)butilo

44

Estrutura química:

Fórmula molecular: C14H19N5O4 **Peso molecular:** 321,337 g-mol^{-1} **Ponto de fusão:** 103 °C (217 °F) **Usos / Aplicações:**

Utilizado no tratamento de infecções pelo vírus do herpes simplex (HSV) e pelo vírus da varicela zoster

PERFIL DO POLÍMERO

• **Sinónimos:** Polietilenoglicol (PEG).

Denominação IUPAC: poli(oxietileno)

Estrutura química:

Fórmula molecular: C2nH4n+2On+1

Peso molecular: 44,05n + 18,02 g/mol

Ponto de fusão: 53-57 °C

Ponto de ebulição: >200 °C (1013 hPa)

Solubilidade: Livremente solúvel em água

Hidroxipropilcelulose

Estrutura química:

$$R = H \ \text{or} \ CH_2CH(OH)CH_3$$

Fórmula molecular: CH2CH(OH)CH3
Utilizações: O HPC é utilizado como espessante, emulsionante e estabilizador em formulações cosméticas, tais como champôs, amaciadores e loções.

Hidroxietilcelulose

Estrutura química:

$$R = H \ \text{or} \ CH_2CH_2OH$$

Ponto de fusão: 140 °C

Utilizações: utilizado como aglutinante de água e agente espessante em muitas aplicações industriais, ou seja, produtos de higiene pessoal, formulações farmacêuticas, materiais de construção, adesivos, etc., e como estabilizador para sabonetes líquidos.

METODOLOGIA

PREPARAÇÃO DE OCUSERTS:

As soluções poliméricas foram preparadas dissolvendo o polímero hidrofílico hidroxipropilcelulose juntamente com o famciclovir e o polietilenoglicol 400 em água duplamente destilada.

As soluções foram vertidas para um anel de vidro de 8,9 cm de diâmetro colocado numa petriqueira revestida de Teflon. Deixou-se evaporar o solvente, colocando-o numa estufa mantida a 35° C durante 24 horas.

PREPARAÇÃO DE PELÍCULAS DE CONTROLO DA TAXA:

O polímero hidrofóbico das películas de controlo da taxa, juntamente com o plastificante ftalato de dibutilo, foi dissolvido em etanol/acetona (80:20). As soluções foram vertidas numa placa de Petri com 8,9 cm de diâmetro e anel de vidro. O solvente foi deixado evaporar a 25° C durante 24 horas. Colocou-se uma película de controlo da taxa à volta do reservatório do fármaco e selou-se para obter inserções oculares. As duas membranas de controlo da taxa, contendo a película do reservatório entre elas, foram colocadas sobre um copo saturado com vapores de etanol/acetona 60:40 durante dois minutos.

Curva de calibração em tampão de fosfato pH 7,4:

100 mg de fármaco foram dissolvidos em 100 ml de tampão fosfato pH 7,4 a partir do qual foram preparadas as soluções padrão de trabalho adicionais para o fármaco com concentrações de 2, 4, 6, 8, 10, 12, 14 µg/ml e analisadas em triplicado a 252,8nm.

	Absorvância (nm) em fosfato
Concentração (µg/ml)	
	tampão pH 7,4
2	0.212±0.020
4	0.417±0.020
6	0.595±0.036
8	0.778±0.048
10	0.963±0.050

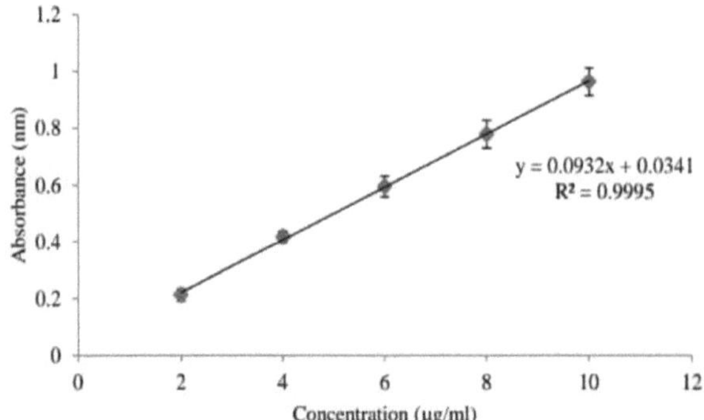

Curva de calibração do Famciclovir em tampão fosfato pH 7,4

ESTUDOS DE COMPATIBILIDADE COM EXCIPIENTES DE MEDICAMENTOS:

Os estudos de interação foram realizados comparando o fármaco puro com os polímeros por espetrofotometria FTIR.

AVALIAÇÃO DE OCUSERTS:

Os ocuserts foram avaliados quanto à espessura, resistência à dobragem, teor de fármaco, pH da superfície, percentagem de absorção de humidade e percentagem de perda de humidade e estudos de difusão in vitro.

TESTE DE ESTERILIDADE PARA OCUSERT

Os ocuserts foram submetidos a um teste de esterilidade. O teste de esterilidade destinava-se a detetar a presença de formas viáveis de bactérias, fungos e leveduras nas preparações. Os testes foram efectuados em condições assépticas para evitar a contaminação do produto durante o teste.

ESPESSURA DO OCUSERT:

Utilizando um compasso de calibre vernier, a espessura foi calculada em cinco pontos diferentes da película. A espessura média e o desvio-padrão (DP) foram calculados

VARIAÇÃO DE PESO:

Utilizando uma balança digital, foi determinada a variação de peso. As pastilhas foram sujeitas a variação de peso através da pesagem individual de 5 pastilhas seleccionadas aleatoriamente e a média foi calculada.

RESISTÊNCIA À DOBRAGEM:

Dobrar as pastilhas repetidamente no mesmo sítio no centro até que se partam entre o polegar e o dedo. O valor de resistência à dobragem é o número de vezes que a película é dobrada no mesmo sítio sem se partir, o que dá o valor de resistência à dobragem.

ÍNDICE DE INCHAÇO:

Foram pesadas três películas e colocadas separadamente em copos com 4 ml de água. A intervalos regulares (5 minutos), as películas são retiradas e o excesso de água na sua superfície é removido com um papel de filtro, sendo depois pesadas de novo e continuando até não haver aumento de peso.

$\%SW = (W_T - W_O) \times 100$

$\%SW$ = Índice de inchamento percentual

W_T = Peso da pastilha inchada após o tempo T

W_O = Peso da pastilha no tempo 0

pH DA SUPERFÍCIE: As pastilhas foram deixadas a inchar num recipiente fechado à temperatura ambiente durante 30 minutos em 0,1 ml de água destilada. Colocou-se um elétrodo de vidro combinado em contacto com o ocusert e mediu-se o pH.

CONTEÚDO DE DROGAS:

Determinar o teor de fármaco em cada um dos comprimidos. Três pastilhas de cada lote foram pulverizadas individualmente e dissolvidas em 100 ml de água por agitação num agitador magnético durante 2 horas. A absorvância de cada solução foi medida no espetrofotómetro de UV a 254 nm.

PERCENTAGEM DE ABSORÇÃO DE HUMIDADE:

Verificar a estabilidade física do oclusivo em condições de humidade elevada. Os ocultos foram previamente pesados com exatidão e mantidos num exsicador contendo 100 ml de solução saturada de cloreto de alumínio. Após 3 dias, as películas são retiradas e pesadas novamente. A percentagem de absorção de humidade foi calculada.

{Peso final - Peso inicial/Peso inicial} x 100

PERCENTAGEM DE PERDA DE HUMIDADE:

Verificar a integridade das oclusas em estado seco. As oclusas são pesadas e mantidas num exsicador contendo cloreto de cálcio anidro durante 3 dias. Após 3 dias, as películas são retiradas e pesadas. % ML = Peso inicial - Peso final/Peso final x100

ESTUDOS DE DIFUSÃO INVITRO:

O estudo foi efectuado utilizando um tubo de vidro cilíndrico de extremidade aberta normal. O celofane pré-hidratado foi atado a uma extremidade do tubo cilíndrico, que funciona como compartimento do dador. Foi colocada uma inserção oftálmica no interior do compartimento dador. O compartimento recetor continha 25 ml de fluido lacrimal simulado num copo de 100 ml. O conteúdo do compartimento recetor foi agitado com um agitador magnético a 37ºC.±0,5 ºC. Em intervalos de tempo específicos, 1 ml de fluido simulado do compartimento recetor foi retirado e substituído por tampão fosfato PH 7,4. As amostras retiradas são diluídas e analisadas usando UV a 254 nm.

RESULTADOS E DISCUSSÃO

As especificações de espessura podem ser definidas numa base de produto individual. Não se registaram variações acentuadas na espessura dos ocuserts em cada formulação, o que indica um comportamento uniforme da película ao longo do processo de selagem. A espessura dos ocuserts de todas as formulações foi tabelada. Os picos de FTIR obtidos nos espectros de cada formulação estão correlacionados com os picos do espetro do fármaco. De cada lote, foram seleccionados aleatoriamente cinco ocuserts e pesados. O peso varia de 5,3 a 6,0 mg. As variações de peso dos ocuserts de todas as formulações foram tabuladas. Observou-se que a utilização de uma quantidade menor de plastificante causava fragilidade nos discos medicinais, mas a utilização de uma quantidade maior de plastificante (1 ml de plastificante por 10 ml) apresentava pouca opacidade e boa resistência à dobragem. Para investigar a irritação ocular, foi determinado o pH da superfície. Para evitar danos na córnea, a formulação oftálmica deve ter um pH entre 6,5 e 8,5. O pH da superfície dos ocuserts do lote foi medido e tabelado. Embora a percentagem de absorção de humidade e a percentagem de perda de humidade tenham sido elevadas, não houve alteração da integridade em condições de humidade elevada e de secura, o que foi observado pelo aspeto físico. Os valores foram calculados e tabulados. Formulação de um inserto de fármaco solúvel de famciclovir para a sua nova libertação de fármaco contendo polímero hidrofílico natural hidroxipropilcelulose e polímero hidrofóbico etilcelulose utilizando o método de moldagem por solvente. Aumenta o tempo de contacto, obtendo uma libertação controlada, diminui a frequência de administração, aumenta a adesão do doente e aumenta a eficácia terapêutica. A formulação F2, que contém famciclovir e 4 mg de hidroxipropilcelulose ensanduichada entre etilcelulose como polímero, satisfez as características farmacêuticas exigidas para os insertos oculares e revelou-se promissora. A partir do estudo de difusão invitro, concluiu-se que a formulação F2 apresenta uma libertação superior a 98,99% com características controladas de 8 horas, quando comparada com outras formulações

Tabela:1 Formulação de famciclovir

Ingredientes	F1	F2	F3	F4	F5	F6	F7	F8
PREPARAÇÃO DO RESERVATÓRIO DO MEDICAMENTO								
Famciclovir*	10	10	10	10	10	10	10	10
HPC*	2	4	-	-	2	4	-	-
PVA**	-	-	2	4	-	-	2	4
PEG 400**	0.6	0.6	0.6	0.6	0.6	0.6	0.6	0.6
Água destilada	10	10	10	10	10	10	10	10
PREPARAÇÃO DE PELÍCULAS DE CONTROLO DA TAXA								
Etilcelulose*	4	2	4	2	-	-	-	-
Eudragit RL 100	-	-	-	-	4	2	4	2
PEG400**	0.6	0.6	0.6	0.6	0.6	0.6	0.6	0.6
Acetona	10	10	10	10	10	10	10	10

*Quantidade em %**quantidade em ml

Quadro 2: Espessura, variação de peso e resistência à dobragem do famciclovir ocusert

S.N.	Código de formulação	Espessura (mm)*	Variação de peso (mg)*	Resistência de dobragem valor *
1	F1	0.217±0.018	5.73±0.126	70
2	F2	0.222±0.013	5.45±0.155	63
3	F3	0.246±0.016	5.37±0.143	78
4	F4	0.234±0.012	6.02±0.128	71
5	F5	0.243±0.015	5.44±0.166	64
6	F6	0.241±0.008	5.74±0.128	76
7	F7	0.236±0.015	5.90±0.187	78
8	F8	0.236±0.010	6.02±0.197	71

Todos os valores são expressos como média ±S.D, n* = 3

Quadro 3: pH da superfície e índice de inchamento dos ocuserts de famciclovir

S.N.	Código de formulação	pH da superfície	Índice de inchamento %
1	F1	7.41	95.22±0.145
2	F2	7.34	85.47±0.653
3	F3	7.94	79.93±0.767
4	F4	7.43	89.03±0.877
5	F5	7.38	82.77±0.232
6	F6	7.23	86.90±0.721
7	F7	7.66	94.58±0.881
8	F8	7.65	94.45±0.764

Todos os valores são expressos como média ±S.D, n=3

Quadro 4: Uniformidade do teor de fármaco dos ocuserts de famciclovir

S.N.	Código de formulação	% teor de droga ±SD
1	F1	96.55±0.242
2	F2	98.23±0.322
3	F3	97.33±0.500
4	F4	99.13±0.168
5	F5	97.22±0.156
6	F6	96.67±0.231
7	F7	97.76± 0.012
8	F8	96.42± 0.451

Todos os valores são expressos como média ±S.D, n=3

Tabela 5: Percentagem de absorção de humidade e percentagem de perda de humidade

S.N.	Código de formulação	Humidade perda%± DP	Humidade absorção%±SD
1	F1	6.11 ± 0.993	5.67 ± 0.03
2	F2	7.81 ±0.43	7.56 ±0.44
3	F3	8.08 ±0.032	8.97 ±0.98
4	F4	5.77 ±0.875	4.98 ±0.85
5	F5	9.06± 0.323	6.76 ±0.96
6	F6	5.66± 0.433	7.69 ±0.65
7	F7	8.91 ±0.875	9.06 ±0.53
8	F8	8.08 ±0.953	5.94 ±0.43

Todos os valores são expressos como média ± S.D, n=3

Quadro 6: Estudo de difusão in vitro

S.N.	Código de formulação	Tempo em horas	%Droga Libertação
1	F1	6 horas	98.35
2	F2	8 horas	98.99
3	F3	5 horas	95.67
4	F4	6 horas	96.20
5	F5	7 horas	96.78
6	F6	7 horas	96.85
7	F7	5 horas	94.02
8	F8	5 horas	94.51

CONCLUSÃO

Em conclusão, os ocuserts são sistemas inovadores de administração de medicamentos oculares que oferecem várias vantagens em relação aos colírios tradicionais. Proporcionam uma libertação controlada e sustentada do fármaco, reduzindo a necessidade de dosagens frequentes e melhorando a adesão do doente. Os ocuserts podem ser concebidos para administrar uma vasta gama de medicamentos, incluindo agentes antivirais para a infeção por herpes simplex, diretamente no olho. A avaliação dos ocuserts é crucial para garantir a sua segurança, eficácia e estabilidade. Os estudos in vitro e in vivo, bem como os ensaios clínicos, desempenham um papel importante na avaliação do desempenho dos ocuserts. Estas avaliações ajudam a determinar o perfil de libertação, a biodisponibilidade e a tolerabilidade ocular dos ocuserts. Os estudos de pré-formulação fornecem informações importantes sobre as propriedades físicas e químicas do medicamento e dos excipientes utilizados nos ocuserts. Este conhecimento ajuda a formular ocuserts com perfis óptimos de libertação do fármaco e compatibilidade com os tecidos oculares. Embora os ocuserts tenham inúmeras vantagens, incluindo uma melhor biodisponibilidade do fármaco e uma frequência de dosagem reduzida, também têm algumas limitações. Estas incluem um custo mais elevado, dificuldades de inserção e remoção, potencial irritação ou desconforto e opções limitadas de formulação de fármacos.

REFERÊNCIAS

1. S. Shanmugam, T.R. Ramvignesh, K. Sundaramoorthy, T. Ayyappan, T. Vetrichelvan. Design and Evaluation of Novel Ophthalmic Delivery System of Aciclovir for Herpes Simplex Infection [Conceção e avaliação de um novo sistema de administração oftálmica de aciclovir para a infeção por herpes simples]. Research J. Pharma. Dosage Forms and Tech. 2011; 3(2): 53-57 .

2. Fan, Q. H., & Robinson, J. R. (1998). Tecnologia Ocusert: uma nova abordagem para a administração de medicamentos no tratamento de doenças oculares. Expert opinion on drug delivery, 1(2), 161-172.

3. Loughnan, M. S., & Robinson, J. R. (1999). Ocusert: a new approach to drug delivery for the treatment of glaucoma. Drugs & aging, 15(5), 347-357.

4. Chiu, P., Fan, Q. H., & Robinson, J. R. (1999). O sistema de administração de pilocarpina ocusert: uma nova abordagem à administração de medicamentos no tratamento do olho seco. The CLAO journal: publicação oficial da Contact Lens Association of Ophthalmologists, Inc.

5. Tseng, S. C., & Lin, S. C. (1997). O sistema de administração de pilocarpina ocusert no tratamento do olho seco. Cornea, 16(1), 33-40.

6. Harris KD. Ceratite por Vírus Herpes Simplex. Home Healthc Now. 2019 Set/Out;37(5):281- 284.

7. James C, Harfouche M, Welton NJ, et al. Vírus do herpes simplex: estimativas globais de prevalência e incidência da infeção, 2016. Boletim do Órgão Mundial de Saúde. 2020;98(5):315-329.

8. Gupta R, Warren T, Wald A.. Herpes genital. Lancet. 2007;370(9605):2127–2137.
9. Lafferty WE, Coombs RW, Benedetti J, Critchlow C, Corey L.. Recorrências após infeção oral e genital pelo vírus do herpes simplex. Influência do local de infeção e do tipo de vírus. N Engl J Med. 1987;16(23):1444–1449.

10. 32. Whitley RJ, 2002. Infeção pelo vírus do herpes simplex. Semin Pediatr Infect Dis 13, 6-11. [PubMed] [Google Scholar]

11. Ayoub HH, Chemaitelly H, Abu-Raddad LJ. Characterizing the transitioning epidemiology of herpes simplex virus type 1 in the USA: model-based predictions [Caracterização da epidemiologia em transição do vírus herpes simplex tipo 1 nos EUA: previsões baseadas em modelos]. BMC Med. 2019;17(1):57.
12. Wen H, Jung H, Li X. Drug Delivery Approaches in Addressing Clinical PharmacologyRelated Issues: Opportunities and Challenges. AAPS J. 2015. November;17(6):1327–40. [PMC free article] [PubMed]
13. Gupta H, Aqil M, Khar RK, Ali A, Bhatnagar A, Mittal G, et al. Desenvolvimento e caraterização do maleato de 99mTc-timolol para avaliar a eficácia do sistema de administração de medicamentos oculares in situ. AAPS PharmSciTech. 2009.

junho;10(2):540-6. [PubMed] [Google Scholar]

14. Agrahari V, Mandal A, Agrahari V, Trinh HM, Joseph M, Ray A, et al. A comprehensive insight on ocular pharmacokinetics. Drug Delivery and Translational Research. 2016. December;6(6):735–54. [PMC free article] [PubMed] [Google Scholar]

15. Baranowski P, Karolewicz B, Gajda M, Pluta J. Formas de dosagem de medicamentos oftálmicos: Caracterização e métodos de investigação. Revista Científica Mundial. 2014. janeiro;2014. [PMC free article] [PubMed] [Google Scholar]

16. Kumari A, Sharma PK, Garg VK, Garg G. Ocular inserts - Advancement in therapy of eye diseases. J Adv Pharm Technol Res. 2010. julho;1(3):291. [PMC free article] [PubMed] [Google Scholar]

17. Saettone MF, Salminen L. Ocular inserts for topical delivery. Advanced Drug Delivery Reviews. 1995. agosto;16(1):95-106. [Google Acadêmico].

18. D. Vadlapudi A, K. Vadlapatla R, K. Mitra A. Atualização sobre os antivirais emergentes para a gestão das infecções pelo vírus Herpes Simplex: Uma perspetiva de patenteamento. Recente Pat Antiinfect Drug Discov. 2013. abril;8(1):55-67. [PubMed] [Google Scholar]

19. Whitley RJ, Roizman B. Infecções pelo vírus do herpes simplex. Lancet. 2001. May;357(9267):1513–8. [PubMed] [Google Scholar]

20. Farooq A.V., Shukla D. Herpes Simplex Epithelial and Stromal Keratitis: An Epidemiologic Update. Surv. Ophthalmol. 2012;57:448-462. doi: 10.1016/j.survophthal.2012.01.005. [PMC free article] [PubMed] 21. Ahmad B., Patel B.C. Herpes Simplex Keratitis. StatPearls Publishing; Treasure Island, FL, EUA: 2020. [Google Scholar]

22. Valerio G.S., Lin C.C. Ocular manifestations of herpes simplex virus. Curr. Opin. Ophthalmol. 2019;30:526-531. doi: 10.1097/ICU.0000000000000618. [PMC free article] [PubMed] [CrossRef] [Google Scholar]

23. Kalezic T., Mazen M., Kuklinski E., Asbell P. Herpetic eye disease study: Lições aprendidas. Curr. Opin. Ophthalmol.2018;29:340–346. doi:10.1097/ICU.0000000000000482. [PubMed] [CrossRef] [Google Scholar]

24. Khadr L., Harfouche M., Omori R., Schwarzer G., Chemaitelly H., Abu-Raddad L.J. The epidemiology of herpes simplex virus type 1 in Asia: Systematic review, meta-analyses, and meta-regressions. Clin. Infect. Dis. 2019;68:757-772. doi: 10.1093/cid/ciy562. [PubMed]

25. Chou T.Y., Hong B.Y. Ganciclovir ophthalmic gel 0.15% for the treatment of acute herpetic keratitis: Antecedentes, eficácia, tolerabilidade, segurança e aplicações futuras. Ther. Clin. Risk Manag. 2014;10:665-681. doi: 10.2147/TCRM.S58242. [PMC free article] [PubMed] [CrossRef] [Google Scholar]

26. Vadoothker S., Andrews L., Jeng B.H., Levin M.R. Management of Herpes Simplex Virus Keratitis in the Pediatric Population (Gestão da Ceratite por Vírus Herpes Simples

na População Pediátrica). Pediatr. Infect. Dis. J. 2018;37:949-951. doi: 10.1097/INF.0000000000002114. [PubMed] [CrossRef] [Google Scholar]

27. Duxfield L., Sultana R., Wang R., Englebretsen V., Deo S., Rupenthal I.D., Al-Kassas R. Ocular delivery systems for topical application of anti-infective agents. Drug Dev. Ind. Pharm. 2016;42:1-11. doi: 10.3109/03639045.2015.1070171. [PubMed] [Google Scholar]

28. Tsatsos M., MacGregor C., Athanasiadis I., Moschos M.M., Hossain P., Anderson D. Herpes simplex virus keratitis: Uma atualização da patogénese e do tratamento atual com agentes antivirais orais e tópicos. Clin. Exp. Ophthalmol. 2016;44:824-837. doi: 10.1111/ceo.12785. [PubMed] [CrossRef] [Google Scholar]

29. Koganti R., Yadavalli T., Shukla D. Current and emerging therapies for ocular herpes simplex virus type-1 infections. Microorganismos. 2019;7:429. doi: 10.3390/microorganismos7100429. [PubMed] [Google Scholar]

30. Reynaud C., Rousseau A., Kaswin G., M'garrech M., Barreau E., Labetoulle M. Persistent Impairment of Quality of Life in Patients with Herpes Simplex Keratitis. Ophthalmology. 2017; 124: 160-169. doi: 10.1016 / j.ophtha.2016.10.001. [PubMed] [CrossRef] [Google Scholar]

31. Davis JL, Gilger BC, Robinson MR. Novel approaches to ocular drug delivery. Curr Opin Mol Ther. 2004;6:195-205. [PubMed] [Google Scholar]

32. Bloomfield SE, Miyata T, Dunn MW, Bueser N, Stenzel KH, Rubin AL. Inserções oftálmicas de gentamacina solúvel como um sistema de entrega. Arch Opthalmol. 1978;96:885-7. [PubMed] [Google Scholar]

33. Lee VH, Li SY, Sasaki H, Saettone MF, Chetoni P. Influência da taxa de libertação do fármaco na absorção sistémica de timolol a partir de inserções oculares poliméricas no coelho pigmentado. J Ocul Pharmacol. 1994;10:421-9. [PubMed] [Google Scholar]

34. Grass GM, Cobby J, Makoid MC. Entrega ocular de pilocarpina a partir de matrizes erodíveis. J Pharm Sci. 1984;73:618-21. [PubMed] [Google Scholar]

35. Hughes PM, Mitra AK. Overview of ocular drug delivery and Iatrogenic ocular cytopathologies (Visão geral da administração ocular de medicamentos e citopatologias oculares iatrogénicas). In: Mitra AK, editor. Ophthalmic Drug Delivery Systems. Nova Iorque: Marcel Dekker; 1993. [Google Scholar]

36. Singh A., Negi D., Mishra N., Baldi A. Recent trends in ocular drug delivery. Pharmaspire. 2018;10:55-63. [Google Scholar]

37. Karaba AH, Kopp SJ, Longnecker R. Herpesvirus entry mediator is a serotype specific determinant of pathogenesis in ocular herpes. Proc Natl Acad Sci U S A. 2012;109(50):20649–20654. [Crossref], [PubMed]

38. Whitley R, Baines J, 2018. Manejo clínico das infecções pelo vírus herpes simplex: passado, presente e futuro. F1000Res 7. [Artigo livre PMC] [PubMed] [Google Scholar]

39. K. Preeti, R. Jain, R. Choukse, P.K. Dubey, S. Agrawa Ocusert como um novo

sistema de entrega de medicamentos Int J Pharm Biol Arch, 4 (2013), pp. 614-619 Ver em ScopusGoogle Scholar Google Scholar

40. A. Kumari, K.S. Pramod, K.G. Vipin, G. Garg Ocular inserts - Advancement in therapy of eye diseases J Adv Pharm Technol Res, 1 (2010), pp. 291-296Ver artigo Scopus Google Scholar

41. Kumar K.P., Bhowmik D., Harish G., Duraivel S., Kumar B.P., Ocular Inserts: A Novel Controlled Drug Delivery System, Pharma Innovation, 1, 1-16. Académico do Google

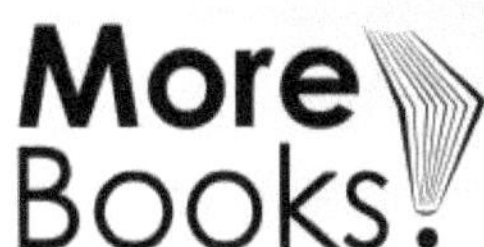

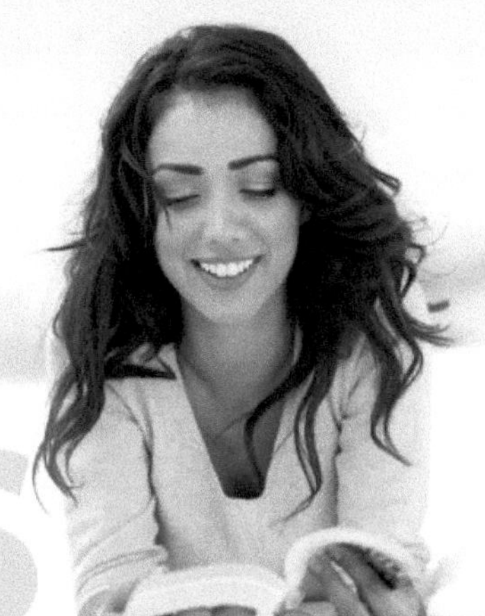

Buy your books fast and straightforward online - at one of world's fastest growing online book stores! Environmentally sound due to Print-on-Demand technologies.

Buy your books online at
www.morebooks.shop

Compre os seus livros mais rápido e diretamente na internet, em uma das livrarias on-line com o maior crescimento no mundo! Produção que protege o meio ambiente através das tecnologias de impressão sob demanda.

Compre os seus livros on-line em
www.morebooks.shop

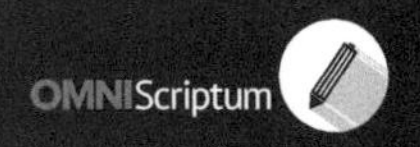